Dr. med. Arnulf Fahl

Vitalstoffe schenkten mir mein zweites Leben

Q10, Vitamin C und andere waren meine Retter

Dr. med. Arnulf Fahl

Vitalstoffe schenkten mir mein zweites Leben

Q10, Vitamin C und andere waren meine Retter

Vita Vital
GmbH & Co.KG

Dr. Fahl, Arnulf Franz Adalbert: -
Vitalstoffe schenkten mir mein zweites Leben:
Q10, Vitamin C und andere waren meine Retter /
Dr. Arnulf Fahl

ISBN 3-00-011513-7

Sitz:
Vita Vital GmbH & Co. KG
Hochgratstr. 6
87534 Oberstaufen

www.vitavital.de

Telefon 08386 - 96 98 33
Telefax 08386 - 96 07 43

Vita Vital® GmbH & Co.KG

Vertrieb Österreich:
Vita Vital Vertriebs GmbH
Unterlitten 137
A-6943 Riefensberg

www.vitavital.at

Telefon +43 - 55 13 - 30 39 0
Telefax +43 - 55 13 - 30 39 4

Mathildenstr. 8, 55116 Mainz
Tel.: + 49-(0)6131-57 77 44, Fax: - 57 79 43
E-Mail: info@vitavital.de
www.vitavital.de
ISBN 3-00-011513-7

Vorwort

Liebe Leserinnen, liebe Leser,

das vorliegende Buch schildert Ihnen das Schicksal eines Arztes, der als Patient am eigenen Leibe bitter spüren musste, wie der seit vielen Jahrzehnten bewährten konventionellen Medizin noch immer Grenzen gesetzt sind. Diese Grenzen beruhen noch nicht einmal auf einigen Lücken in der herrschenden medizinischen Lehre, sondern sind, und das ist das Traurige, eher als nahezu unüberwindbare Widerstände in den Köpfen der Menschen vorhanden.

Der Arzt, der Ihnen in diesem Buch über seine Erfahrungen mit der Schulmedizin berichtet, bin ich. Ein Medikament, das mir eigentlich helfen sollte, zeitigte derartige entsetzliche Nebenwirkungen, die beinahe mein Leben gekostet hätten. Da wurde mir schlagartig bewusst, dass sich einige chemische Medikamente mit ihren Heilungsversprechungen nicht immer auf dem richtigen Pfad zur Gesundheit befinden. Vielmehr können die Nebenwirkungen eines Medikamentes stärker als der Nutzen sein, den es stiften soll.

Die verheerende Wirkung der mir verabreichten Arznei verursachte bei mir einen tiefgreifenden Sinneswandel gegenüber der konventionellen Medizin, obwohl ich selbst darin ausgebildet wurde. Ich begann eine starke Sehnsucht nach einer sozusagen „sanften“

Medizin zu entwickeln, die völlig ohne schädliche Nebenwirkungen höchst effizient sein sollte.

Den Schlüssel hierzu fand ich in der damals in Deutschland noch weitgehend unbekannten Mitochondrialen- und Orthomolekularen Medizin. Dieser neuen Behandlungsmöglichkeit widme ich mich seitdem mit meiner ganzen Kraft. Vielen Hilfe suchenden Patienten konnte ich beweisen, dass mit der Nahrung aufgenommene, lebenserhaltene Substanzen die Fähigkeit besitzen, entgleiste Prozesse im Körper wieder auf die richtige Bahn zu bringen.

Mit diesem Buch möchte ich Sie, liebe Leserinnen und liebe Leser, an dem Verlauf meiner schweren Krankheit teilhaben lassen. Sie werfen einen Blick in mein Leben, das durch die Mittel der Schulmedizin zu Ende gewesen wäre, hätte sich nicht eine neue, außergewöhnliche und heute leider noch vielfach abgelehnte Behandlungsmethode ergeben. Bitte nutzen Sie in Ihrem eigenen gesundheitlichen Interesse meine Erfahrungen und zeigen Sie vor allen Dingen Ihrem Arzt gegenüber eine Eigenverantwortung während Ihrer medizinischen Behandlung. Wenn Sie die folgenden Ausführungen auch unter diesem Gesichtpunkt lesen, hat das vorliegende Buch seinen Zweck erfüllt.

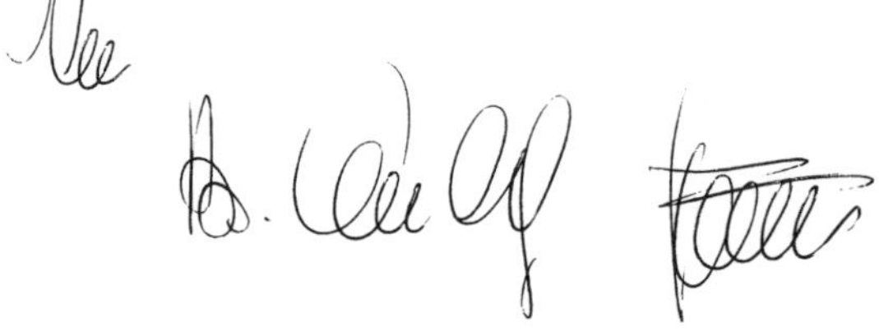

*„Lasset eure Lenden umgürtet sein
und eure Lichter brennen!“*
Lukas, 12,35

Meine Erkrankung ebnete mir den Weg in eine neue, nebenwirkungsfreie Therapierichtung

Bis zu meinen ersten Herzrhythmusstörungen verlief mein Leben völlig normal und, wie man zu sagen pflegt, „gut bürgerlich“. Die zum Teil harten, entbehrungsreichen Jahre des jungen Assistenzarztes Dr. Arnulf Fahl gehörten zur Vergangenheit, und meine Augenarztpraxis gestattete mir mit der Zeit, lang entbehrte Urlaube mit meiner Frau nachzuholen. Dann geschah es vor einigen Jahren an einem Sommertag bei der Arbeit in meiner Praxis wie aus heiterem Himmel. Ein eigenartiges, unbehagliches Gefühl, das ich bisher noch nicht kennen gelernt hatte, bemächtigte sich meiner. Jetzt waren die ersten Herzrhythmusstörungen da. Noch befand ich mich in dem Glauben, dass alles wohl ein Irrtum sein müsse, denn bis dahin hatte ich mich wohl gefühlt. Eigentlich hatte ich diese Art von Beschwerden nur bei meinen Patienten aus meiner Zeit als Allgemeinmediziner diagnostiziert, aber keineswegs geahnt, dass es mich selbst einmal treffen könne. Da die Symptome sich immer mehr verstärkten, suchte ich eine kardiologische Klinik auf, um Klarheit zu gewinnen. Dort musste ich mich vielen Untersuchungen unterziehen. Dabei erwies sich das Ergebnis einer Herzkatheteruntersuchung für mich sogar als ausgesprochen erfreulich, da keinerlei sklerotische Veränderungen in den Gefäßen des Herzens festgestellt wurden. Die Störungen waren vegetativ bedingt.

Zunächst erhielt ich Betablocker, die mich ruhiger stellen sollten. Selbstverständlich mache ich den behandelnden Ärzten keinen Vorwurf, wollten sie mir doch wirksame und vor allem rasche Hilfe angedeihen lassen. Aber die Mittel stellten mich derart ruhig, dass ich den ganzen Tag nur schlafen wollte. Ich war kaum in der Lage meine Praxis zu führen. Daraufhin versuchte man es mit einem Kalziumantagonisten, der mir auch anfänglich half. So glaubte ich wenigstens, weil ich Gotte sei Dank wieder praktizieren konnte und die üblichen Aufregungen des Alltages relativ gelassen hinnahm. Sicherlich spürte ich diese Anspannungen, aber durch das Mittel schienen sie mir auf ein erträgliches Maß reduziert. Ich war eigentlich ganz zufrieden. Nachdem ich aber das Medikament über einige Wochen eingenommen hatte, zeigten sich plötzlich Abnutzungserscheinungen, weil die Wirkungsdauer immer kürzer wurde. Verebbte nach einigen Stunden die Wirkung des Präparates gänzlich, stellten sich extrem starke Herzrhythmusstörungen ein. Es beschlich mich die merkwürdige Gewissheit, es hier im wahrsten Sinne des Wortes mit einem Entzug zu tun zu haben, der sich ungehindert in meinem Körper auszutoben begann.

Auf diese Sachverhalte angesprochen empfahl mir der Kardiologe, die tägliche Dosis des Kalziumantagonisten zu erhöhen. Das sei unbedenklich, weil quasi als natürliche Reaktion mein Körper nun mehr von diesen Substanzen benötige. Ich brauche Ihnen, verehrte Leserinnen und Leser, nicht ausführlich das Unbehagen schildern, das mich bei diesem, sicherlich gut gemeinten Ratschlag überkam. Hatte ich doch auf dem Beipackzettel und in dem Arzneimittelverzeichnis für Ärzte, der sog. „Roten Liste", gelesen, dass dieses Pärparat eine toxische Leberreaktion verursachen kann. Ich entsann mich sofort meines Leberproblems mit erhöhten Blutwerten als ich dreißig Jahre alt war. Durch eine adäquate Lebensweise hatten sich aber in den folgenden Jahren meine Leberwerte normalisiert und ich spürte in den letzten zwanzig Jahren hier keine gesundheitlichen Einschränkungen mehr.

Auch vor der Einnahme des Kalziumantagonisten waren meine Leberwerte normal gewesen. Dazu zerstreute der behandelnde Kollege meine Befürchtungen. Leberschädigende Nebenwirkungen würden so gut wie nie vorkommen. Meine Sorgen seien also in dieser Richtung unbegründet. Außerdem stünde die Heilung meiner Herzerkrankung im Vordergrund. Im Stillen fand ich mich damit ab, weil ohne das Medikament ein normaler Tagesablauf nicht mehr möglich schien. Wie jeder andere Patient vertraute auch ich dem in seinem Bereich erfahrenen Kollegen und erhöhte die tägliche Dosis.

Die Quittung erhielt ich kurze Zeit später. Die Weihnachtferien begannen und meine Frau und ich, leider haben wir keine Kinder, fuhren über die Feiertage nach Arosa zum Ski laufen. Dabei tanke ich immer richtig auf. Die frische Bergluft, der hohe Schnee und das sachte Gleiten über die „Weiße Welt“ tun mir gut. Man kann dort so richtig seine Seele baumeln lassen. Ich hätte früher nicht gedacht, dass ein „ Ruhrpottler“ soviel Spaß an Bergen, Schnee und Skiern gewinnen kann. In der „Schalke 04-Stadt“ Gelsenkirchen wurde ich nämlich geboren. Aber dieses Mal fühlte ich mich nicht wohl. Bei mir kam keine Freude auf. Es bereitete mir die größte Mühe mit meiner Frau Hänge zu fahren, die ich in den Jahren zuvor mit Bravour bei sehr guter Kondition gemeistert hatte.

Schon bei der geringsten Anstrengung erlitt ich fürchterliche Schwitzattacken. Meine Skiunterwäsche konnte ich danach auswringen. Außerdem schwebte ständig das Damoklesschwert einer Grippe über mir. Abgeschlagen und lustlos stocherte ich in dem Essen herum, obwohl mir die kulinarischen Genüsse der Hotelküche bisher immer besonders zusagten. Die meiste Zeit verbrachte ich im Bett. Es war für meine Frau enttäuschend, die Ski-Wanderungen in der herrlichen Landschaft der Graubündener Alpen ohne mich durchzuführen. Zusehends ging es mir schlechter. Die Herzrhythmusstörungen traten in immer kürzeren Abständen auf. Ich musste immer mehr Tabletten einnehmen, weil nach Ablauf ihrer Wirkung die Unregelmäßigkeiten in der Schlagkraft meines Herzens so extrem zunahmen, dass sogar ein kleiner Spaziergang eine schier unendliche Qual für mich bedeutete. Wir mussten den Urlaub abbrechen.

Aber es kam noch dicker. Das Barometer meines Befindens sank noch rasanter als vorher. Mit eisernem Willen zwang ich mich, nicht auf allen Vieren kriechen zu müssen. Die Rückfahrt besorgte meine Frau. Ich war zu kraftlos, unser Auto zu steuern. Man muss einmal diese Mattigkeit am eigenen Körper erleben. Jetzt endlich begriff ich, warum Joseph Haydn sein letztes Streichquartett nicht mehr vollendete und mit den Worten versah: „Hin ist alle meine Kraft..." Man muss alles einmal erfahren haben, sonst versteht man nichts in dieser Welt. Unterwegs brütete ich dumpf über meinen Gesundheitszustand, und es drängte sich mir immer mehr der Gedanke einer Lebervergiftung auf. So wie die Dinge jetzt lagen, konnte mit meiner Leber etwas nicht stimmen. Zu Hause bestätigte mir die Universitätsklinik meine Vermutungen. Die Leberwerte waren katastrophal und es schien wie ein Wunder, überhaupt noch zu den Lebenden zu zählen. Das Kalziumantagonist-Präparat hatte mir also eine schwere Vergiftung dieses Organs beschert. Und es mutete wie ein Treppenwitz an, dass es seiner ursprünglichen Aufgabe, meine Herzrhythmusstörungen zu regulieren, partout nicht gewachsen war.

Die Ratlosigkeit in den Gesichtern meiner Kollegen sprach Bände. Erfahrene Fachärzte waren an die Grenzen ihrer Kunst gestoßen. Sie wollten mir zwar helfen, wussten aber nicht, wie sie es noch anstellen sollten. Ich war nun selbst das Opfer einer tückischen Krankheit geworden, selber höchst gefährdeter Patient und bereits mit einem Bein im Grabe. Mit einem Schlage begriff ich die in meinem Falle offensichtlich gewordene Machtlosigkeit der Schulmediziner. Hilfe und Genesung konnte ich von ihnen wohl nicht mehr erwarten. Man riet mir dringend, keine Medikamente mehr einzunehmen, weil weitere Belastungen durch pharmazeutische Substanzen den sicheren Tod bedeutet hätten. Nach Auffassung meiner Kollegen sollte ich auf eine strenge Leberdiät gesetzt werden und Weiteres abwarten. Abwarten, um zu sterben ...?

Von wem konnte ich noch Hilfe erwarten, außer von Gott?

Die quälende Frage, ob ich die nächsten Wochen überleben würde, konnten die Ärzte meiner Frau nicht beantworten. Das schien ihnen peinlich zu sein. Deshalb boten sie ihr an, dass ich sechs Wochen in der Klinik bleiben sollte. Aber was hätte man dort mit mir gemacht? Angesichts der Aussichtslosigkeit wohl gar nichts oder nur wenig. Außerdem hätte ich ein Bett blockiert und dem Steuerzahler Kosten verursacht, die nicht im Verhältnis zum Resultat der Behandlung gestanden hätten. Ich konnte demnach genauso gut daheim bleiben.

Meine energische Frau fand sich aber mit dem Urteil der Ärzte nicht ab. Sollte es denn für mich nichts mehr geben? Wie sie mir später schilderte, stieg in ihr bei dem Achselzucken der Ärzte eine Wut auf, die sie an der fachlichen Kompetenz dieser Berufgruppe zweifeln ließ. Wenn ich schon sterben sollte, dann nicht im Krankenhaus, sondern bei uns in trauter Umgebung. Schwer auf sie gestützt verließ ich die Klinik und schleppte mich mit letzter Kraft zum Auto. Wir wohnen im Dachgeschoss unseres Hauses und haben von der Haustür bis zu unserer Wohnung fast einhundert Stufen zu erklimmen. Diese bin ich als gesunder Mensch mehrere Male am Tage hinauf- und hinuntergelaufen, obwohl ein Fahrstuhl existiert. Über unsere Besucher, die ihn benutzten, war ich oft sehr ungehalten, weil ich den „jeder Gang macht schlank"-Standpunkt vertrat. Jetzt aber empfand ich den Lift als ein Geschenk des Himmels und sehnte mich nur noch nach meinem Bett. Essen und Trinken wollte ich nicht, nur Ruhe, Ruhe und nochmals Ruhe haben. Weil ich mich kaum mehr regen konnte, musste meine Frau mich zu Bett bringen. Da ich von großer Statur bin und sie sehr zierlich, kann man sich vorstellen, wie umständlich das ablief. Nahezu ohnmächtig sank ich auf mein Krankenlager und fiel erschöpft in einen mehrstündigen Tiefschlaf. Als ich aufwachte, plagte mich wieder diese entsetzliche Übelkeit, die mir bereits im Urlaub zusetzte.

Mittlerweile war es Abend geworden. Das Dunkel in meinem Zimmer ließ mich mein Bett als enge Matratzengruft empfinden, ganz so, wie es der Dichter Heinrich Heine durchlitten hatte. Durch das große Panorama-Fenster blickte ich auf die vielen Lichter der Stadt, auf das pulsierende Leben, auf den mir zu Füßen liegenden Mainzer Dom. Plötzlich dachte ich an Gott. Wo war er? Warum half er mir nicht? Aber hatte ich ihn selbst nicht über lange Jahre hinweg einfach beiseite gestellt? Finstere Gedanken kreisten in meinem Kopf: Wann würde es soweit sein, Abschied zu nehmen von allem Liebgewordenen, von dem, was meine Frau und ich gemeinsam erarbeitet hatten, von dem, was uns beiden ans Herz gewachsen war? War nun das Ende gekommen? Ich weiß noch, wie zwischen diesen tiefen Depressionen plötzlich ein Fünkchen Hoffnung aufglimmte. Mein Lebenswille schien wohl doch noch nicht so ganz dahin gewesen zu sein. Etwas in mir befahl, mich nicht aufzugeben.

Meine Frau nahm nun meine Behandlung in die Hand. Sie gehört zu den Personen, die einen beneidenswert starken Willen besitzen. Ihre Energie, ihr „Biss", stellt manchen Mann ins Abseits. Diese Feststellung sei mir als Arzt gestattet. Sie wurde übrigens im Sternzeichen des Widders geboren. Durch einen Nebel nahm ich wahr, wie sie die beklemmende Dunkelheit meines Krankenzimmers betrat. Sie hatte eine spezielle Teemischung aus Baldrianwurzeln, Melissenblättern, Spitzwegerich, Kamillenblüten, Hopfenzapfen und Pfefferminze zubereitet. Der Duft weckte mein Durstgefühl. Ich trank mehrere Tassen davon und spürte den Schweiß in Strömen an meinem Körper herunterrinnen. Danach half sie mir ins Bad. Nach der Toilette fiel ich total erschöpft auf das Lager und schlief bis zum Mittag des folgenden Tages. Allerdings sehr unruhig und begleitet von zeitweisen Aufschreien.

Resi, so der Name meiner Frau, kämpfte mit dem Mut der Verzweifelung um mein Leben. Sie befreite mich aus meiner Matratzengruft und quartierte mich tagsüber kurzerhand ins Wohnzimmer ein. So konnte sie meinen Zustand ständig im Auge behalten. Außerdem kämpfte sie an mehrere Fronten. Sie koordinierte die Arztpraxis, sprach mit den Patienten, wies die mich vertretenden Ärzte ein, besorgte das Haus, kaufte ein, pflegte mich und veranlasste eine komplette Umstellung unserer Ernährung. Ich ließ sie gewähren. Nun verschwanden Fleisch und andere tierische Produkte aus unserem Speiseplan. Natürlich verspürte ich wegen meiner permanenten Übelkeit keine Lust daran. Mehrere Male täglich flößte sie mir einen nitrit- und nitratfreien Rote-Beete-Saft mit viel leichtem grünen Tee ein.

Diese Entscheidung war richtig, denn bereits vor Jahrhunderten galt die Rote Beete als Energiespender, weil sich ihre Inhaltsstoffe – wie z. B. die Vitamine A, B und C, Mineralien, Spurenelemente und Aminosäuren – günstig auf die Kräftigung der Leber, das Immunsystem, den Zellaufbau und die Zellatmung auswirken. Das Geheimnis des grünen Tees wurde von Wissenschaftlern gelüftet. Seine Wirkstoffe beeinflussen die schädlichen Oxidationsprozesse im Körper positiv und hemmen die Ausbreitung von Krebszellen, schützen vor Arterienverkalkung, senken den Blutdruck und den Cholesterinspiegel.

Aber ich hatte große Mühe, die von Resi liebevoll zubereiteten vegetarischen Happen zu verzehren. Die

Übelkeit und das Elendsgefühl hielten trotz einer biologisch reinen Ernährungsweise an. Nur durch ständiges Zureden meiner Frau aß ich etwas, war aber froh, in Ruhe gelassen zu werden. Wieder durchlief ich eine neue Talsohle, in der ich aufgeben wollte.

Die letzte Hoffung

Dann erinnerten wir uns eines amerikanischen Kollegens, den wir vor längerer Zeit einmal kennen gelernt hatten. Er berichtete uns damals von einer ganz neuen Therapie mit sog. Micronährstoffen, die die Selbstheilungskräfte des erkrankten Körpers aktivieren und neu aufbauen. Das war doch etwas! Dieser Mediziner als Vertreter einer bis dahin in Deutschland unbekannten Richtung konnte vielleicht meine Rettung sein. Wir riefen ihn an. Er erinnerte sich sofort an uns. Schon bei diesem ausführlichen Telefonat, wo er beeindrukkend über die Erfolge der Mitochondrialen- und Orthomolekularen Medizin berichtete, wurde der Grundstein zu meiner unerwarteten Genesung gelegt. Das darf ich hier ruhig behaupten, zumal in Amerika gerade zu dem Zeitpunkt die Behandlung mit Micronährstoffen als neue Therapie anerkannt worden war.

Natürlich ergriff ich in meiner Notlage diesen Rettungsanker und erprobte an mir selbst diese bis dahin in Deutschland unbekannt gewesene Heilmethode. Allerdings war das nicht einfach, weil die Schwierigkeiten schon in der Beschaffung der entsprechenden Substanzen lagen. Hierzulande waren Vitamine, Mineralien, Spurenelemente, sekundäre Pflanzenstoffe, Amino- und Fettsäuren in hohen Dosierungen nur sehr schwer oder überhaupt nicht aufzutreiben. Man kann sich diese Lage heute nicht mehr vorstellen. Meine Frau musste in der ganzen Weltgeschichte herumtelefonieren. Unsere Fernsprechrechnungen schnellten kometenhaft in die Höhe. Sie schaffte es in langen Gesprächen mit pharmazeutischen Firmen aus den Nachbarländern, dass uns die so nötigen Substanzen umgehend zugesandt wurden. Wir erhielten daraufhin Präparate aus drei EU-Ländern. Besonders wichtig für den Heilungsprozess war das Monopräparat Ubichinon Coenyzm Q10. Da es überall in der Natur vorkommt, wird es „ubiquitär" genannt und ist lebensnotwendig für die Energieversorgung der menschlichen Zellen. Diese wichtige fettlösliche Substanz vermag zwar unser Organismus aus der Nahrung aufzunehmen und zum Teil auch selbst herzustellen, aber gerade bei Krankheiten entstehen große Defizite.

Da Q10 besonders im Herzen und in der Leber benötigt wird, musste ich gerade dort einen riesigen Mangel ausgleichen. Q10 wird in der Leber stark angereichert und ist deshalb in der Lage, diese vor oxidativer Schädigung zu schützen. Ebenso benötigt unser Herz sehr viel Q10 für seine Leistungsfähigkeit. Da diese beiden wichtigen Organe meines Körpers aber nicht gut funktionierten, und ich die Voraussetzungen für meinen jetzigen körperlichen Zusammenbruch sicherlich durch einen jahrzehntelangen Raubbau an wichtigen Antioxidantien geschaffen hatte, nahm ich sehr hohe Mengen von diesen „wundersamen Pillen aus der Natur.“ Antioxidantien sind körpereigene Substanzen oder pflanzliche Stoffe, die Freie Radikale binden und sie unschädlich machen. Freie Radikale sind Moleküle und Atome von außerordentlicher Reaktionsfähigkeit. Sie greifen unsere Zellen an, beschädigen sie und verursachen oft schwere Krankheiten.

Meine tägliche Einnahme enthielt das hochdosierte Coenzym Q10. Dazu Vitamin C, Selen, weitere Spurenelemente sowie Mineralien, Amino- und Fettsäuren und sekundäre Pflanzenstoffe. Bei der Einnahme des Coenzym Q10 hatte ich ein Problem. Dieses wasserunlösliche Antioxidanz war seinerzeit mit fetthaltigen Speisen zu verzehren, um vom Organismus verwertet zu werden. Meine stark eingeschränkte Leberfunktion erzeugte aber bei mir einen nahezu unüberwindlichen Ekel, wenn ich fetthaltige Nahrungsmittel sah. Schließlich meisterte ich es doch. Willenskraft – Wege schafft.

Dieses Problem der gleichzeitigen, unbedingt erforderlichen Einnahme von fetthaltigen Speisen bei Coenzym Q10 als Monopräparat hat mich viele Jahre beschäftigt. Die Lösung ergab sich im Sommer dieses Jahres. Im weiteren Verlauf dieses Buches werde ich näher darauf eingehen.

Immerhin war ich nach zwei Wochen noch nicht gestorben. Fünf Mal am Tag legte mir meine Frau eine große Auswahl bunter Pillen vor, die ich brav in der Hoffnung schluckte, dass diese natürlichen Präparate meine chemische Verseuchung wieder neutralisierten. Denn der „Sensenmann“ saß mir nach wie vor im Nacken. So vergingen die Tage mit viel Schlafen, wenig Essen aber viel Trinken, um auf natürliche Weise alle angehäuften Giftstoffe aus dem Körper zu spülen. In dieser Zeit lebte meine Frau in ständiger Angst um mich und durchlitt die Hölle. Das leuchtet ein; denn sie kannte ja ebenfalls die Wirkung dieser neuen Mittel nicht. Des Öfteren hielt sie sich im Mainzer Dom auf. Diese Augenblicke gaben ihr die Kraft, alles Weitere durchzustehen. So brachte der erste Monat keine wesentliche Verbesserung meines Befindens, aber auch keine Verschlechterung.

In der sechsten Woche besserte sich mein Zustand. Ich spürte die Lebensgeister erwachen, zwar zaghaft nur, aber durchaus hoffnungsträchtig. Zunächst verlängerten sich die täglichen Wachphasen. Die Stunden der Erschöpfung nahmen ab. Ich konnte wieder etwas mehr essen, weil meine ständige Begleiterin, die Übelkeit, peu à peu verschwand. Dazu war ich in der Lage, mich wieder allein zu waschen und zu duschen. Glücklicherweise konnte ich wieder ein Buch lesen. Es mag profan klingen, aber ich hielt mich erst einmal an Märchen der Gebrüder Grimm. Märchen haben ebenfalls etwas Heilendes an sich und passen mehr denn je in unsere hektische Zeit. Mittlerweile lebte unser Neffe Gaston aus dem Allgäu bei uns. Meine Frau, er und ich hatten viel Freude bei unseren lang entbehrten Nachmittagstees. Das sorgenvolle Gesicht meiner Frau lichtete sich zusehends. Alle drei kamen wir überein, dass die Micronährstoffe mein fast erloschenes Leben wieder neu entfacht hatten.

Die warmen Strahlen der Märzsonne aktivierten meine Lebensgeister zusehends. Das lange Krankenlager warf noch seine Schatten. Ich hatte viel an Gewicht eingebüßt, Muskulatur verloren und konnte mich nur langsam an einen normalen Tagesrhythmus gewöhnen. Meine Leberwerte hatten sich aber deutlich verbessert und die Herzrhythmusstörungen wesentlich verringert. Die hochdosierten Micronährstoffe sorgten für die Aktivierung der Selbstheilungskräfte des Körpers und für die zunehmende Verbesserung der Herz- und Leberleistung. Ich konnte es selbst nicht fassen. Wie war so etwas medizinisch möglich? Wie konnten Substanzen aus der Natur Beschwerden verringern, die vorher so massiv gewesen waren? Hätte mir ein Patient in meiner Praxis von dieser „wundersamen Heilung“ berichtet, würde ich es bestimmt nicht geglaubt haben.

Die Augen öffnete mir das Buch „How to live longer and feel better“ von dem zweifachen Nobelpreisträger Professor Linus Pauling. Dieser Wissenschaftler war der Begründer der Orthomolekularen Medizin. Pauling wurde 1901 in Portland, Oregon, USA geboren. Als Chemiker, Physiker, Molekularbiologe, Mathematiker arbeitete er in der medizinischen Forschung. 1954 erhielt er den Nobelpreis für Chemie. Weil es durch sein Engagement zu einem ersten Verbot von Atomwaffenversuchen in der Atmosphäre kam, wurde ihm 1962 der Friedensnobelpreis verliehen. Er arbeitete viele Jahre als Vitaminforscher in Kalifornien. 1994 starb er. Seine Schriften führten mich in eine neue Welt der Heilkunde. Ich verstand plötzlich die rätselhaften Vorgänge, die zu meiner Gesundung beitrugen. Mein Plan stand jetzt fest. In Zukunft würde ich mich dieser Therapierichtung ausführlich widmen. Jeder Tag führte darüber hinaus zu neuen Fortschritten in meinem Befinden. Nach zwei Monaten konnte ich endlich wieder zu Fuß zur Klinik gehen, um dort meine Blutwerte kontrollieren zu lassen.

Ich muss auch sagen, dass ich bewusster zu leben begann. Besonders erfreute ich mich an der Natur. Mit Gaston unternahmen wir Fahrten in das nahe Rheinhessen, wo ein naturverbundener Bekannter ein großes, trostloses Areal durch verschiedene Wildkrauter, Sträucher und Bäume in ein tierreiches Biotop verwandelt hatte. Hier genoss ich die freie Bewegung an der frischen Luft. Ich trainierte wieder Gehen und Steigen, so dass ich bald die einhundert Stufen in unserem Hause zunehmend flotter bewältigen konnte.

So ging es mir dank dieser neuen Behandlungsmethode Woche für Woche gesundheitlich besser. Der Erfolg beflügelte mich, mein Wissen auf dem Gebiet der Micronährstoff-Therapien zu vertiefen, weil ich immer mehr die Überzeugung gewann, dass mir die **Kräfte der Natur mein zweites Leben geschenkt hatten!**

Vor meiner ophthalmologischen (augenärztlichen) Ausbildung war ich einige Jahre Allgemeinmediziner.

Diese beiden Ausbildungen ermöglichen mir, viele Zusammenhänge zwischen dem körperlichen Wohlbefinden und den Erkrankungen der Augen besser zu erkennen. Gemeinsam mit meiner Frau studierte ich die gesamte damals erhältliche Literatur über die Orthomolekulare Medizin. Ich erkannte immer mehr, wie wichtig es war, Micronährstoffe in die Behandlung von Krankheiten mit einzubeziehen. Diese Art der Therapie sollten auch meine Patienten erfahren. Die Herzrhythmusstörungen, die in mein Leben einen so gewaltigen Einschnitt gebracht hatten, waren plötzlich nur noch sekundärer Natur. Das Herz klopfte zwar noch manches Mal unregelmäßig, aber diese Beeinträchtigung empfand ich als sehr gering.

Nach vier Monaten Krankenlager wollte ich mich wieder meiner gewohnten Arbeit in meiner Praxis widmen, denn ich fühlte mich ausreichend gesund.

Für die behandelnden Kollegen hing die überraschende Genesung auf keinen Fall mit der hochdosierten Einnahme von Micronährstoffen zusammen. Hatten sie doch in ihren Kreisen von einer solchen Therapie noch nie etwas gehört und schenkten ihr diesbezüglich auch keinen Glauben. Sie nannten es eine „spontane Heilung", die ja immer wieder einmal aus unerklärlichen Gründen vorkäme.

Da war sie wieder, diese Sturheit, der sich nur in einer Einbahnstraße bewegenden Mediziner, weil sie auch heute noch größte Probleme mit der Erkenntnis haben, Micronährstoffe in die Kategorie der heilenden Substanzen einzuordnen. Meiner Meinung nach fehlen vielen Therapeuten Flexibilität und Bereitschaft für neues, nicht orthodoxes Wissen.

Für meine Frau und mich stand jedoch fest:

Meine Genesung hatte ich einzig und allein der Einnahme dieser vielen zusätzlichen Kapseln und Granulate aus der Natur zu verdanken.

Meine Weiterbildung in der neuen Therapierichtung mit Micronährstoffen

Meine Frau und ich sammelten nun unermüdlich Fachliteratur. Diese war überwiegend in englischer Sprache verfasst. Nach meiner Genesung verbrachten wir viele Monate mit der Übersetzung dieser Studien über die verschiedenartigen Vitamintherapien. Eine ungeheure Faszination erfasste uns, wenn wir Berichte und Fallbeispiele von englischen, japanischen, finnischen und amerikanischen Medizinern analysierten.

Diese Abhandlungen wären für mich als nüchterner Schulmediziner wenig glaubhaft gewesen, wenn ich diesen Heilungsprozess nicht am eigenen Körper erfahren hätte.

Während meines Studiums hatte ich Vorlesungen bei Professor K. H. Bäßler über die Bedeutung von Vitaminen im menschlichen Organismus mit Begeisterung belegt. Erst jetzt, nach vielen Jahren, hielt ich den Beweis in Händen, wie wirkungsvoll Vitalstoffe einen aus dem Gleichgewicht geratenen Organismus regulieren können.

Abschließend kann ich behaupten:

Dieser neuen Heilkunde mit den Wirkstoffen aus der Natur, wie Ubichinon Coenzym Q10, Vitaminen, Mineralien, Spurenelementen, Amino-, Fettsäuren und sekundären Pflanzenstoffen verdanke ich mein jetziges Wohlbefinden. Ich lebe nur noch mit hochdosierten mitochondrialen- und orthomolekularen Substanzen und bin leistungsfähig wie einst. Seit meinem damaligen – durch die Nebenwirkungen eines modernen Medikamentes verursachten – körperlichen Zusammenbruch habe ich bis heute selbstverständlich auf alle chemischen Präparate verzichtet.

Voller Ungeduld wartete ich auf den Tag meiner völligen Wiederherstellung, um meine Arbeitskraft wieder voll in den Dienst meiner Praxis stellen zu können.

Viele treue Patienten bekundeten mit Postkarten die Anteilnahme an meinem Leiden, wünschten mir von Herzen rasche Genesung, damit ich Ihnen bei ihren „ophthalmologischen Alltagssorgen" möglichst bald wieder zur Seite stehen könne. Einige Patienten hatten dazu Probleme mit meinen beiden Praxisvertretern und warteten auf meine Rückkehr.

Ich spürte meine alte Energie wiederkehren. Ungeduldig erwartete ich den ersten Arbeitstag. An einem Montag war es dann so weit. Die langersehnte Arbeit konnte beginnen. Besonders die Patienten, die mir trotz mancher Unkenrufe treu geblieben waren, begrüßten mich voller Freude. Es stand auch etwas Neugierde in ihren Gesichtern geschrieben, denn sie hätten gerne erfahren, welches Schicksal mich für mehrere Monate aus dem Verkehr gezogen hatte. Ohne Umschweife berichtete ich ihnen die Wahrheit: Wegen der Nebenwirkungen eines Medikamentes hätte ich beinahe das Leben verloren. Aber das Böse hatte wie so oft auch etwas Gutes: Die missglückte Medizin lehrte mich eine neue, gänzlich nebenwirkungsfreie Behandlungsweise.

Meine Patienten wollten natürlich mehr über meine schwere Krankheit wissen. Sie fragten nach der Therapie und den Medikamenten, die mich so fit gemacht hatten. Natürlich musste ich mir auch spöttische Fragen gefallen lassen. Wie konnte es einen Arzt wie mich, der doch im Großen und Ganzen zu keinen Genussgiften gegriffen und fast asketisch gelebt habe, so derbe treffen? Wenn man tiefer darüber nachdachte, könnte man das Vertrauen in die Medizin verlieren. Einem Arzt müssten doch alle therapeutischen Möglichkeiten zur Verfügung stehen, um sich vor Krankheiten zu schützen. Wie soll man sich mit seinen Problemen einem solchen Mediziner anvertrauen, wenn ihm bei seinen eigenen Erkrankungen keine Therapie für eine baldige Genesung mehr einfiele?

Für meine Patienten sollte sich nun Entscheidendes ändern. Ich versuchte nämlich, diese neue Heilkunde, der ich meine jetzige Vitalität verdanke, auch in der Augenheilkunde anzuwenden. Hatte doch Professor Pauling in seinen Ausführungen über den grauen Star berichtet, dass eine zu geringe Konzentration von Vitamin C die Linsentrübung begünstigte.

Welche geheimnisvollen Substanzen haben meine Selbstheilungskräfte wieder in Gang gesetzt, mein Immunsystem stabilisiert und meine Genesung vollendet?

Es sind die folgenden Micronährstoffe. In der nachfolgenden Aufzählung nenne ich Ihnen meine **tägliche Einnahme** von Micronährstoffen in der jetzigen Erhaltungsdosis, die dazu beiträgt, dass ich trotz einiger Jahre des Älterwerdens weiterhin beruflichen Stress-Situationen gewachsen bin:

- Ubichinon Coenzym Q10 4x100 mg Kapseln = 400 mg als hochreines (chromatographiertes) Monopräparat, welches durch eine neuartige Mixtur ohne fetthaltige Speisen eingenommen werden kann und dennoch vom Körper resorbiert wird!
- Retardierte Vitamin C Tabletten mit Langzeitwirkung 5–10 g, d. h. 5000–10.000 mg!
- Selen hefefreie Tabletten 280 µg (Mikrogramm), gebunden an Spirulina platensis
- Oligoprocyanidine Kapseln 300 mg
- Ergänzende bilanzierte Diäten zur herzbewussten Ergänzung der Ernährung und als Vorbeugung gegen altersbedingte Augenerkrankungen.

Erste Behandlungserfolge

Zunächst praktizierte ich diese neue Richtung bei Verwandten, Freunden und Bekannten, die für diese neue Heilmethode aufgeschlossenen waren.

So denke ich immer noch an den Bandscheibenvorfall in der Lendenwirbelsäule des Bekannten mit dem großen, urigen Grundstück in Rheinhessen, wo ich mich in den ersten Wochen meiner beginnenden Genesung erholen konnte. Dieser kräftig gebaute Mann, Mitte 40, pflasterte sein Grundstück mit zentnerschweren Bruchsteinen. Seine Kräfte hatte er offenbar überschätzt und seine Wirbelsäule überlastet. Er verspürte zunehmende Schmerzen bei jeder Bewegung. Während weniger Wochen nahmen die für ihn bis dahin unbekannten Beschwerden derart zu, dass er sich nur noch mit Hilfe seiner Frau anziehen konnte und einen orthopädischen Facharzt um Rat fragte. Dieser diagnostizierte einen typischen Bandscheibenvorfall und riet zu einer Operation. Aber auch eine Rosskur mit einer hochdosierten zehntägigen Cortisonzufuhr mit allen ihren Nebenwirkungen könne versucht werden.

Der Unglückliche wusste natürlich von meiner damaligen Medikamentenunverträglichkeit. Deshalb fragte er mich nach meiner Meinung über eine Cortisontherapie. Ich fuhr zu ihm nach Hause und erläuterte ihm alle Vor- und Nachteile der Cortisontherapie bezüglich der Bandscheibenoperation. Er entschloss sich für Cortison. Ich empfahl ihm bereits eine Woche vor Beginn der Therapie die tägliche Einnahme folgender Micronährstoffe:

- 700 mg Ubichinon Coenzym Q10 Monopräparat
- Vitamin C 15.000 mg mit Langzeitwirkung
- Selen hefefrei 360 µg gebunden an Spirulina platensis

- eine ergänzende bilanzierte Diät

Diese antioxidative Therapie wurde während der 10-tägigen Cortisonzufuhr, beginnend in hoher Dosierung und langsam ausschleichend, in gleich hoher Dosierung fortgeführt.

Am zweiten Tag nach Beginn der Cortisontherapie unterrichtete er mich über seinen Gesundheitszustand. Kurz nach der Einnahme bewirkte das Cortison bei ihm einen Flush (Hautrötung mit Hitzegefühl durch Fremdsubstanz). Dies war die einzige und zugleich harmlose Nebenwirkung. Am fünften Tag der Einnahme der kombinierten Therapie rief er mich überglücklich an und sagte immer wieder: „Ich kann es nicht glauben, die Schmerzen nehmen ab." Ich freute mich mit ihm, jedoch wollten wir noch abwarten, ob es denn auch so bleiben würde. Der Rückfall blieb aus, er fühlte sich weiterhin wohl, denn Schmerzen waren kaum noch vorhanden. Er konnte wieder gehen, und war überschwänglich vor Glück, einer Operation mit ihren Risiken entgangen zu sein. Es dauerte dann noch ca. ein halbes Jahr bis er wieder schwerere Dinge heben konnte. Über die neuartige Kombinationstherapie mit Micronährstoffen war er sehr zufrieden. Es ging ihm gut und Nebenwirkungen waren kaum aufgetreten.

Die Vitalstoffe nimmt er weiterhin als Vorbeugung in schwächerer Konzentration täglich ein, damit durch den natürlichen Alterungsprozess zusätzliche degenerative Veränderungen den Organismus nicht schwächen. Zum Aufbau des Kollagens im Bewegungsapparat nimmt er zusätzlich hochdosiertes Retard-Vitamin C und oligomere Procyanidine (sekundäre Pflanzenstoffe mit antioxidativer Wirkung), weil diese beiden Wirkstoffe sich gegenseitig verstärken.

So habe ich dann im Laufe der Jahre einige Freunde und Bekannte vor einer Bandscheibenoperation bewahren können. Viele Beispiel könnte ich Ihnen, liebe Leserinnen und liebe Leser, nennen, doch es würde zu weit führen. So werde ich mich in meinen Ausführungen auf nur wenige beschränken. Es stellten sich überwältigende Erfolge bei der Gesundung dieser Patienten ein, so dass mich eine ungeheure Faszination ergriff, diese „Wunderpillen“ der Natur bei Erkrankungen, die durch degenerative Prozesse entstehen, vermehrt und vorrangig anzuwenden.

Im Laufe der Zeit setzte ich diese Therapie dann immer häufiger in meiner augenärztlichen Praxis ein. Es ist für mich auch heute noch ein überwältigendes Gefühl der Zufriedenheit, wenn mir Patienten berichten, dass sie durch diese Therapie deutliche Linderung oder gar Genesung erfahren haben.

Diese neue Behandlungsweise ermöglicht, nicht nur Krankheiten nebenwirkungsfrei zu behandeln, sondern bei rechtzeitiger Einnahme das Krankwerden weitgehend zu verhindern.

Auf diesem Wege möchte ich Ihnen in verständlicher Weise Einblicke in die Therapie mit hochdosierten Vitalstoffen bei verschiedenen Erkrankungen im augenärztlichen Bereich gewähren.

Was verstehen wir unter der Therapie mit hochdosierten Vitalstoffen? Ihre wissenschaftlichen Bezeichnungen lauten: Mitochondriale- und Orthomolekulare Medizin.

Was ist die Mitochondriale Medizin ?

Die Mitochondriale Medizin beschäftigt sich mit den Mitochondrien in den körperlichen Zellen. Diese sind die kleinsten Einheiten, die die Funktion der verschiedenen Organismen ermöglichen. Die Zellen sind die Bausteine unseres Lebens. Die wichtigsten Bauteile der Zelle sind die äußere Hülle (Zellmembran), der innere Zellkern und die Mitochondrien. Der Zellkern ist für die Zellerneuerung, ihr Wachstum und ihre Vervielfältigung (Redublication) erforderlich.

Die Aufgabe der Mitochondrien besteht in der Bereitstellung von Energie aus den verschiedenen Nährstoffen unter Mithilfe von Sauerstoff, der Oxidation. Hierbei werden auch neue Rohstoffe für körpereigene Synthesen (Bio-Synthesen) gebildet. So gesehen kann man die Mitochondrien die Kraftwerke unserer Zellen nennen. Diese Vorgänge gehören zu der Atmungskette, aus der letztlich alle lebensbringende Energie durch O_2-Verbrennung entsteht. Bei diesen und verschiedenen anderen Vorgängen ist der Vitalstoff Ubichinon Q10 unentbehrlich, weil er als Coenzym die Funktion anderer lebenswichtiger Enzyme unterstützt.

Q10 stabilisiert die Membranen der Mitochondrien und alle anderen Zellmembranen des menschlichen und auch tierischen Körpers. Q10 beeinflusst die sogenannten Freien Radikalen und neutralisiert deren zerstörerische Wirkung. Die schädigende oxidative Wirkung der Freien Radikale an den Zellwänden wird mittels Coenzym Q10 verhindert oder zumindest weitgehend eingeschränkt.

1978 wurde dem Biochemiker Peter Mitchell für seine Erkenntnisse über die tragende Rolle des Coenzyms Q10 bei der körpereigenen Energiesynthese innerhalb der Mitochondrien-Membran der Nobelpreis verliehen.

Coenzym Q10 schützt antioxidativ die Zellen und die Membranen. Normalerweise sollte mit Hilfe der körpereigenen Synthese und durch das Nahrungsangebot der tägliche Bedarf an Coenyzm Q10 bereitgestellt werden. Aber ähnlich wie bei allen anderen lebenswichtigen Nährstoffen liegt bei den heutigen Ernährungsgewohnheiten oft eine Unterversorgung dieses lebenswichtigen Antioxidanz Coenzym Q10 vor.

Defizite dieser Art beruhen auf dem Verzehr von industriegefertigter Kost, wobei insbesondere Konservierungsstoffe verschiedener Herkunft die Q10-Mengen in den Nahrungsmitteln mindern oder gar zerstören können.

Schwerwiegende Ausfallerscheinungen an den Mitochondrien-Membranen treten bereits bei geringen Defiziten in der Verfügbarkeit der Biosynthese dieser oxidationshemmenden Substanzen auf. Daraus folgt, dass Sauerstoffradikale ohne antioxidativen Schutz auf die Zellwand wirken und die Membranen beschädigen.

Warum sollte man nur chromatographiertes Ubichinon Coenyzm Q10 in hohen Dosierungen einnehmen?

Das Ubichinon Coenzym Q10, das ich heute hochdosiert bei Therapien anwende, wird durch einen speziellen Fermentationsprozess mit anschließender Extraktion aus ausgewählten Pflanzen gewonnen.

Das Weltmonopol für diesen hohen Reinheitsgrad von 98 % haben die Japaner. Die komplizierte Beschaffenheit dieses Wirkstoffes verbunden mit einem sehr hohen Preis sind ein zusätzliches Hindernis, Coenzym Q10 therapeutisch einzusetzen. Vor einiger Zeit ist es uns gelungen – dank einer speziellen Mixtur – eine emulgierende und resorptionsverbessernde Wirkung zu erreichen. Eine gleichzeitige Einnahme von fetthaltigen Nahrungsmitteln – wie es bei herkömmlichen Pulverpräparaten erforderlich ist – entfällt bei den von uns entwickelten Q10 Kapseln.

Ubichinon Coenzym Q10 ist ein lebenswichtiger Schutzfaktor unserer Mitochondrien und aller Zellmembranen.

Was ist Orthomolekulare Medizin?

Professor Pauling, der geistige Vater der Orthomolekulare Medizin, definierte das Wirkprinzip wie folgt:

> „Orthomolekulare Medizin ist die Erhaltung guter Gesundheit und die Behandlung von Krankheiten durch Veränderung der Konzentration von Substanzen, die normalerweise im Körper vorhanden und für die Gesundheit verantwortlich sind."

„Orthos“ stammt aus dem Griechischen und heißt „richtig“.
„Molekular“ (lat.) bedeutet „Baustein von Substanzen“

Die Orthomolekulare Medizin nutzt körpereigene Substanzen, wie **Vitamine, Mineralien, Spurenelemente, Amino- und Fettsäuren**, die in unserem Organismus vorkommen oder durch die Nahrung aufgenommen werden. Zur Erhaltung des Lebens sind diese Micronährstoffe unbedingt notwendig.

Das Ziel der Orthomolekularen Medizin ist, die Ursache der Krankheit so weit wie möglich zu behandeln. Hierdurch wird das Wohlbefinden des Patienten auf Dauer erheblich gesteigert und verbessert.

Diese Therapieform sollte von den Krankenkassen befürwortet werden, da sie langfristig nicht nur für den Patienten von großem Vorteil ist, sondern auch mit dazu beiträgt, die Kosten im Gesundheitswesen erheblich zu reduzieren.

So wende ich seit vielen Jahren diese sanfte Therapie ohne Nebenwirkungen erfolgreich bei vielen Augenerkrankungen an.

Ubichinon (Coenzym Q10), Vitamin C, Vitamin A, ß-Carotin, Selen, Lutein, Zeaxanthin und Oligoprocyanidine gewinnen in meiner Praxis immer mehr an Bedeutung.

Unser Fenster zur Welt ist:

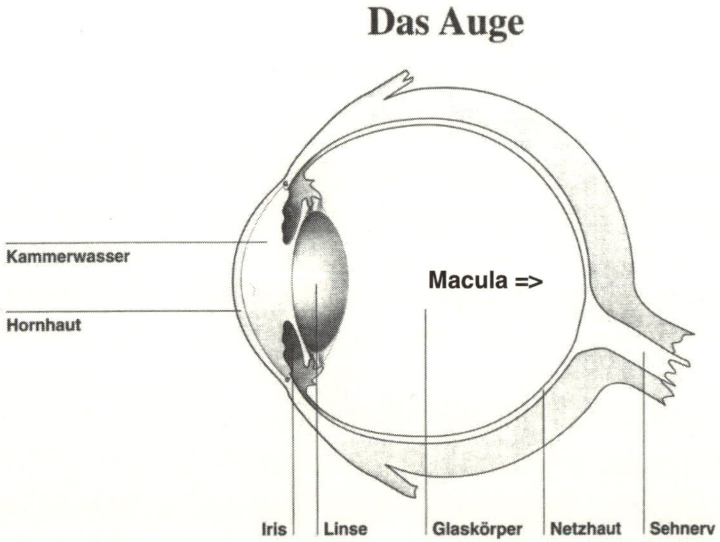

Die Hornhaut (Cornea)

Das optische Fenster des Auges, die Hornhaut, besteht aus mehreren Schichten verschiedener Zellarten ohne Blutgefäße und ist vollständig durchsichtig. Die äußere Tränenflüssigkeit und das innere Kammerwasser regulieren die Ernährung dieses sehr schmerzempfindlichen Gewebes.

Die Linse

Sie besteht zum größten Teil aus Wasser und löslichen Proteinen (Eiweiß) und hat die Aufgabe, Licht durchzulassen, auf die Retina (Netzhaut) zu fokussieren und mittels der Akkommodation das Sehen in der Nähe zu ermöglichen. Damit dieser Vorgang immer reibungslos verlaufen kann, muss sie ein Leben lang durchsichtig bleiben. Die Linse verfügt über keine Blutgefäße, und die zentralen Linsenfasern sind kernlos, damit das Licht ungehindert durch sie hindurchdringen kann. Im Laufe des Lebens können Sauerstoff und Licht eine Oxidation und Vernetzung der Proteine herbeiführen. Hierdurch werden die Proteine wasserunlöslich und kristallisieren aus. Die Linse beginnt sich zu trüben. Es entsteht der „graue Star" (Cataract).

Der Glaskörper

65% des Augapfelinhaltes werden vom Glaskörper eingenommen. Er füllt das Innere des Augapfels aus. Er ist ein gallertartiges Gewebe. 90% des Glaskörpers bestehen aus Flüssigkeit und wenigen faserähnlichen Zellen. Hierdurch wird die ihn umgebene Retina (Netzhaut) gestützt und geschützt. Er stabilisiert die Augenform, so wie die Luft den Fußball.

Die Macula lutea

Die Macula, auch „gelber Fleck" genannt befindet sich in einer Vertiefung, der Fovea centralis, im Zentrum der Retina. Diese Region der Macula ist verantwortlich für das zentrale Gesichtsfeld, die Tagessehschärfe und das Farbensehen mittels der Zäpfchen. Für das Schwarz-Weiß-Sehen in der Dämmerung sind die Stäbchen verantwortlich. Diese Photorezeptoren sind in einer hohen Konzentration in der Macula enthalten.

Nur ein harmonisches Micronährstoff-Angebot ermöglicht diesen feinen Sinneszellen ihre lebenslange Funktion.

Die Netzhaut

Sie ist die innere Augenhaut. In ihrer Mitte, dem Augenhintergrund, liegt die sog. Macula, der Ort des schärfsten Sehens. Die Zellen der Netzhaut haben einen sehr hohen Sauerstoffverbrauch und reagieren sehr empfindlich auf Störungen im antioxidativen System. Deshalb benötigen sie einen hohen antioxidativen Schutz vor den Freien Radikalen.

Nach der kurzen Einführung über dieses bedeutende Sinnesorgan, mit dem Sie die schönen Dinge unseres Lebens wahrnehmen dürfen, möchte ich Ihnen in der nachfolgenden Beschreibung schildern, wie wichtig die Gesunderhaltung dieses Organs ist. Nur ein optimales Zusammenspiel der verschiedenen Funktionen gewährleistet ein intaktes Sehvermögen ein Leben lang. Um dieses hohe Ziel zu verwirklichen ist eine frühzeitige, zusätzliche Einnahme ausgewählter Micronährstoffe sinnvoll. Leider fördert ein kontinuierlicher Mangel an antioxidativen Substanzen, die heute durch die Nahrung nicht mehr in ausreichenden Mengen aufgenommen werden, einen ausgeprägten oxidativen Stress, der die nachfolgenden Augenerkrankungen zusätzlich potenziert. Ich nenne jetzt nur die wichtigsten.

Micronährstoffe sind bei folgenden Augenerkrankungen sinnvoll und notwendig:

- Retinopathia diabetica (Diabetische Blutungen)
- Maculadegeneration
- Cataract (grauer Star)
- Glaucom (grüner Star)
- Perfusionsschäden (Mangeldurchblutung bei Gefäßsklerose)
- a) Embolie (akuter Verschluss einer Netzhautarterie)

  b) Thrombose (Blutstau oder Gerinnselbildung in einer Vene)
- Glaskörpertrübung (Diese kann durch Blutung oder Veränderung der Glaskörperstruktur entstehen, wie bei den sog. „Fliegenden Mücken")
- Hornhauttrübung (Mangelernährung der Hornhaut)
- Iritis (Regenbogenhautentzündung)
- Iridocyclitis (Regenbogenhaut- und Ziliarkörperentzündung)

  (Beide sind ein immunologisches Defizit, z.B. bei rheumatischen Erkrankungen)
- Allergien sind regelwidrige Reaktionen des körperlichen Abwehrsystems (Immunsystems) auf körperfremde Substanzen (Allergene), die im allgemeinen erduldet werden.
- Conjunctivitis (Bindehautentzündung)
- Sicca-Syndrom (Trockenes Auge: Der Tränenfilm der Augen ist in seiner Qualität vermindert. Es ent-

steht ein brennendes Trockenheitsgefühl, als seien Sandkörner im Auge)

Damit die oben erwähnten Augenerkrankungen erst gar nicht auftreten können, empfehle ich jedem Patienten, präventiv tätig zu werden. Jeder sollte rechtzeitig die revitalisierenden „Pillen der Natur“ täglich einnehmen.

Vorbeugend heißt, bereits in jungen Jahren ausreichend Vitalstoffe täglich einnehmen, damit im Alter Erkrankungen ausbleiben.

Vielfach wird heute immer wieder berichtet, dass Vitamine nur in geringen Dosierungen oder gar nicht eingenommen werden sollten, weil das bei einer ausgewogenen Ernährung überflüssig sei.

Solche Berichte sind irreführend und falsch dazu. Ich appelliere an Ihr Gesundheitsbewusstsein und rate Ihnen dringend, zusätzlich täglich Micronährstoffe in Form von Nahrungsergänzungsmitteln einzunehmen, damit Ihr Körper über ausreichende und vielfältige Antioxidantien verfügt.

Fürchten Sie keine Nebenwirkungen durch Micronährstoffe. Bei der richtigen Anwendung und Dosierung von Vitalstoffen treten keine Nebenwirkungen auf.

Was kann ich als Patient tun, wenn mich bereits ein solches Leiden ereilt hat? Wie erfahre ich, welche Mediziner diese Therapien anwenden?

Medizinern ist es bis heute immer noch untersagt, im Bereich ihres speziellen Wissens und ihrer Behandlungsarten zu werben. Für die Patienten ist es daher sehr schwierig, einen Arzt zu finden, der die konventionelle Medizin mit der Mitochondrialen- und Orthomolekularen Medizin kombinieren kann.

Der Patient sollte mehr Eigenverantwortung bei der Behandlung an den Tag legen und sich nicht scheuen, seinen behandelnden Arzt auch nach anderen Heilverfahren in schulmedizinisch-naturheilkundlicher Richtung zu fragen. So kann er rechtzeitig in das Krankheitsgeschehen eingreifen, um evtl. Verschlimmerungen seines Befindens auszuschließen und der Heilung einen günstigen Verlauf ermöglichen.

Es gibt bereits einige Ärzte, die diese ergänzenden bilanzierten Diäten in ihrer Behandlungsweise zu integrieren wissen.

Mein Freund Horst, der im mittelhessischen Braunfels als Augenarzt tätig ist, hat die Orthomolekulare Medizin bei degenerativen Augenerkrankungen in seine Behandlung mit eingebunden. Auch er hatte vor etwa drei Jahren eine entscheidende Erfahrung gemacht.

Seine damals 87-jährige Mutter war trotz Einnahme moderner durchblutungsfördernder Medikamente in einen derart schlechten Zustand geraten, dass die behandelnde Neurologin zur Verbesserung der Hirndurchblutung eine Infusionsbehandlung in einem Krankenhaus veranlasste.

Diese intensive internistische Behandlung erstreckte sich über einen Zeitraum von drei Wochen. Doch auch die täglichen Infusionen und die anschließende Weiterbehandlung zu Hause blieben ohne Erfolg. Die bis vor kurzem noch sehr agil und lebensfroh gewesene alte Dame konnte ihren Haushalt kaum noch erledigen. Bei Telefonaten mit seiner entfernt im Rheinland lebenden Mutter musste Horst erkennen, dass die Wortfindungsstörungen zunahmen und ihr Allgemeinbefinden zusehends schlechter wurde.

Das hohe Alter schien in relativ kurzer Zeit seinen Tribut zu fordern. Damals entschloss sich Horst zu einem letzten therapeutischen Versuch mit der orthomolekularen Behandlungsmethode. Er setzte alle bisherigen Medikamente – bis auf eine tägliche Digitalis-Herztablette – ab und verordnete stattdessen pro Tag die regelmäßige Einnahme hochwertiger Vitamin-Präparate, zusätzlich 1500 mg Vitamin C und vor allem Ubichinon Coenzym Q10 zwischen 200–300 mg, alles also Substanzen, die für unseren Körper lebensnotwendig sind.

Nach etwa sechs Wochen konnte er zum ersten Mal wieder ein Telefonat mit seiner Mutter führen, ohne dass die Wortfindungsstörungen das Gespräch wesentlich behinderten. Sie wirkte zunehmend wacher, der Kontakt zu Freunden und Bekannten war intensiver, der gewohnte rheinische Frohsinn kehrte wieder zurück und mit Hilfe von Freunden und Nachbarn ist bis heute der Aufenthalt in der eigenen Wohnung möglich.

Die in Kürze 90-jährige konnte vor wenigen Wochen noch in Begleitung eines lieben Freundes verreisen und dabei auch ihren Sohn besuchen, für den die erfolgreiche Behandlung der eigenen Mutter zum Beweis wurde, dass es außerhalb der regelrechten und gängigen Therapie noch andere schonende und natürliche Behandlungsmethoden gibt, wie sie z. B. die orthomolekulare Medizin verkörpert.

Gerade bei älteren Menschen, bei denen es sehr häufig zu degenerativen Veränderungen von Augen, Herz, Gehirn und Haut kommt, sollte diese Therapie mit natürlichen Substanzen vorrangig angewendet werden. Wir können nicht verhindern, dass wir älter werden. Wir sind jedoch in der Lage, die Art und Weise unseres Alterns zu bestimmen. Mit der Einnahme von lebenswichtigen Micronährstoffen wird der natürliche Alterungsprozess erheblich aufgehalten, so dass uns unsere Lebensfunktionen und die Selbstständigkeit möglichst lange erhalten bleiben.

Spontan entschloss sich Horst zu Weiterbildungsmaßnahmen im Bereich der Orthomolekularen Medizin und setzt seit drei Jahren diese begleitenden Micronährstoff-Therapien bei Augenerkrankungen ein.

Eine Therapie mit körpereigenen Substanzen, wie Vitaminen, Mineralien, Spurenelementen, Amino- und Fettsäuren bewirkt in der Augenheilkunde großen Schutz vor oxidativem Stress, der Freie Radikale aktiviert, die das empfindliche Organ Auge dann schwer schädigen können.

Die Faszination immer neuer Anwendungen bei mitochondrialen Schäden, die durch Stress und degenerative Prozesse entstehen, lässt einen nicht mehr los.

Leider ziehen heute noch viele Mediziner die pharmazeutischen Präparate – mit den bedauerlichen Nebenwirkungen – den Heilkräften der Natur vor.

So möchte ich auf diesem Weg sowohl Kollegen als auch Patienten motivieren, dieser neuen schulmedizinischen Richtung nicht primär ablehnend gegenüberzustehen. Hier bieten sich Möglichkeiten einer nebenwirkungsfreien Therapie und Prävention. Diese in den USA, Japan und Skandinavien bereits seit Jahren anerkannte Schulmedizin verdient eine Chance, sich auch in unserem Land zu etablieren.

Namhafte Wissenschaftler aus der ganzen Welt haben durch Studien die Wirkung von Micronährstoffen nachgewiesen.

Unsere Gesellschaft muss noch viel lernen, bis das Gesundheitswesen erkennt, dass durch eine rechtzeitige Prävention, die Krankenversicherten gesünder und vitaler werden. Dadurch würden deutlich weniger Kosten bei den Krankenkassen anfallen.

Maculadegeneration – Eine Erkrankung, die zur Erblindung führen kann

Ich erinnere mich noch sehr gut an meine erste Patientin, bei der ich die begleitenden Micronährstofftherapie einsetzte. Sie litt seit Jahren an schwerster Degeneration der Macula (Zentrum des schärfsten Sehens der Netzhaut).

An diesem Tag konsultierte sie mich in meiner Praxis und war äußerst unglücklich, als ich ihr mitteilen musste, dass die Augenhintergrunduntersuchung das bestätigte, was sie bereits vermutete. Die pathologischen Veränderungen an der Macula hatten seit der letzten Untersuchung, die ein halbes Jahr zurücklag, zugenommen.

Das linke Auge war bereits vor einigen Jahren an den Folgen dieser Erkrankung erblindet. Das rechte Auge verfügte nur noch über einen Restvisus von knapp 10%. Die angeblich durchblutungsfördernden Medikamente verbesserten das Sehvermögen dieses stark gefährdeten Auges nicht. Ohne Rücksicht auf Kosten entschied sich die Patientin für eine Therapie mit mitochondrialen- und orthomolekularen Präparaten. Bislang hatte ich die Micronährstoffe bei einer Maculadegeneration noch nicht angewandt.

Ich verordnete ihr täglich 300 mg hochdosiertes Coenzym Q10 Monopräparat, 4000–5000 mg retardiertes Vitamin C mit Langzeitwirkung, 200µg hefefreies Selen und eine ergänzende bilanzierte Diät, die speziell für ihr sehr geschwächtes Immunsystem zusammengestellt wurde. Die Stärkung der körpereigenen Widerstandskraft war bereits nach einigen Monaten so angestiegen, dass sie Ihren Haushalt im Hinblick auf die körperliche Leistung wieder ohne fremde Hilfe verrichten konnte. Nach einem Jahr erreichte sie auf dem rechten Auge einen Visus von 20%.

Heute – nach acht Jahren mit diesen therapiebegleitenden Maßnahmen – erfreut sie sich bester Gesundheit in ihrem neuen, 800 m hohen Wohnort in den Alpen. Die gesunde und vitale über 90-jährige hat jetzt einen konstanten Visus von 30 %, unternimmt täglich ausgiebige Spaziergänge und ist festen Willens mit ihrem jetzigen Sehvermögen 100 Jahre alt zu werden.

Maculadegeneration, was ist das ?

Mit dem zunehmenden Anteil der immer älter werdenden Bevölkerung tritt die altersbedingte Maculadegeneration (AMD) häufiger auf. Sie ist die häufigste Ursache für den Verlust der zentralen Sehschärfe und der Altersblindheit in den westlichen Industrieländern. Eine befriedigende Behandlungsmethode gibt es bisher nicht. Mittels Laserchirurgie konnte in einigen Fällen ein nur kurzzeitiges positives Ergebnis erzielt werden.

Die Macula lutea, der sogenannte „gelbe Fleck“, ist die zentrale Stelle der Retina. Die Macula ermöglicht das Farbsehen und befähigt zur scharfen Bildwahrnehmung.

Die Krankheit beginnt schleichend. Langsam, aber immer weiter fortschreitend. Wenn z.B. Linien und Kanten im zentralen Gesichtsfeld verzogen oder unterbrochen wahrgenommen werden, deutet dieser Befund auf den Beginn einer Maculaerkrankung hin. Das Fern-Sehvermögen wird stetig verringert und auch die Lesefähigkeit geht allmählich verloren. Die Lebensqualität wird durch diesen Sehverlust stark beeinträchtigt.

Es gibt zwei Formen der Maculaveränderung:

- die trockene (atrophische) AMD
- die feuchte (neovasculäre) AMD

Bei der trockenen AMD entstehen sogenannte Drusen (kleine gelbliche kristalline Punkte) unter der Macula. In 90% der Fälle handelt es sich um die trokkene Form der AMD. Bei dieser Erkrankung spielt auch die lebenslange, unzureichende tägliche Zufuhr der Flüssigkeitsmenge eine große Rolle. Durch die ideale Flüssigkeitsmenge (mindestens 3 Liter) wird die Blutmenge deutlich verdünnt. Dadurch zirkuliert das Blut besser in den Gefäßen, transportiert somit die lebenswichtigen Nährstoffe und den Sauerstoff wirkungsvoller in das Sehzentrum und in andere besonders O_2 – empfindliche Organe.

Die jahrelangen Erfahrungen in meiner Praxis haben mir bestätigt, dass überwiegend Patienten, die bereits in jungen Jahren nur sehr wenig getrunken haben und ihr Verhalten im Alter auch nicht änderten, sehr häufig diese Veränderungen im Sinne der trockenen Maculopathie aufweisen.

Die feuchte AMD, die in 10% aller Fälle auftritt, entsteht, wenn sich unter der Retina neue abnormale Blutgefäße in Richtung der Macula bilden (choroidale Neovascularisation). Es kommt zu Flüssigkeitsansammlungen unter der Macula. Dadurch schwillt die Netzhaut an und hebt sich blasig ab. Die feuchte AMD tritt überwiegend bei Patienten auf, die bereits eine trockene AMD hatten, bevorzugt sogar bei der diabetischen und sklerotischen Retinopathie.

Es ist daher sehr wichtig, das Fortschreiten der AMD zu verhindern oder wenigstens hinauszuschieben.

Micronährstoffe haben einen großen Stellenwert bei der Therapie der Maculadegeneration

Seit einigen Jahren wende ich eine speziell für die Augen zusammengestellte Kombination von Micronährstoffen bei der Therapie der Maculadegeneration an. Eine hohe Zufuhr von Coenzym Q10, retardiertem Vitamin C, Carotinoiden, insbesondere von Lutein und Zeaxanthin bestimmten Spurenelementen wie Zink und Selen und andere Vitamine, sind in der Lage, den Krankheitsverlauf günstig zu beeinflussen.

In den letzten Jahren wurde die Rolle von bestimmten Carotinoiden bei der Entstehung der AMD erforscht. Carotinoide sind eine in der Natur weit verbreitete Gruppe von sekundären Pflanzenstoffen. Sie verleihen Früchten und Gemüsen ihre Farbe. Auch Blätter haben einen hohen Gehalt an Carotinoiden. Die Hauptaufgabe von Carotinoiden in den Pflanzen ist die Absorption von Licht bzw. der Schutz vor Freien Radikalen, die sich unter dem Einfluss des Sonnenlichtes bilden und die Pflanzen schädigen.

Schon länger bekannt bei der Entstehung bzw. Progression der altersabhängigen Maculadegeneration ist die schützende Rolle von Substanzen wie Coenzym Q10, Vitamin C, Vitamin E sowie Selen und Zink. Die Membranscheiben der Photorezeptoren unterliegen einem ständigen Ab- und Aufbauprozess. Durch Freie

Radikale, die durch energiereiches Licht oder Umwelteinflüsse gebildet werden, kommt es zu Peroxidation von Membranlipiden. Durch diese Oxidation können die Membranen nicht mehr abgebaut werden und es bilden sich Maculadrusen.

Um sich gegen die Freien Radikale zu schützen, besitzt das Auge sowohl in der Linse als auch in der Netzhaut einen Schutzmechanismus aus antioxidativen Substanzen. Die älteren Menschen nehmen durch mögliche Probleme im Kauapparat weniger ausgewogene Nahrung zu sich als die Jüngeren und haben dadurch einen verminderten Schutz durch Antioxidantien.

Menschen und Tiere sind unfähig, Carotinoide zu synthetisieren. Diese müssen deshalb mit der Nahrung zugeführt werden. Einige Carotinoide, insbesondere ß-Carotin, können vom Menschen in Vitamin A umgewandelt werden. Man bezeichnet sie deshalb auch als Provitamin A. Andere wichtige Carotinoide, z. B. Lutein, Zeaxanthin und Lycopin, dienen jedoch nicht als Vitamin A-Lieferanten. Das bekannte ß-Carotin ist keineswegs immer das vorherrschende Carotinoid. Im Plasma liegt der Anteil von ß-Carotin an den Gesamtcarotinoiden nur bei ca. 20 bis 40%. Weit mehr als die Hälfte der im Blut zirkulierenden Mengen besteht aus anderen Carotinoiden, z. B. a-Carotin, Lycopin, Lutein und Zeaxanthin.

Im Auge kommen praktisch nur die Carotinoide Lutein und Zeaxanthin vor. Das bedeutet, dass die Caratinoide Lutein und Zeaxanthin für das Auge von besonderer Bedeutung sein müssen. Die höchsten Konzentrationen von Lutein und Zeaxanthin werden in der Retina erreicht und zwar insbesondere in der Macula lutea, dem gelben Fleck. Die Gelbfärbung der Macula wird durch die gelbe Farbe der Carotinoide bewirkt. Auch in der Linse sind Lutein und Zeaxanthin vorhanden. Dass Lutein und Zeaxanthin spezifisch in der Retina akkumulieren, liegt wahrscheinlich an ihrer speziellen Struktur. Lutein und Zeaxanthin sind sogenannte Xanthophylle, die im Gegensatz zu anderen Carotinoiden zusätzlich Hydroxylgruppen enthalten.

Im Zentrum der Macula ist etwa doppelt so viel Zeaxanthin wie Lutein enthalten, während an den Rändern Lutein überwiegt. Zeaxanthin kann im Auge aus Lutein synthetisiert werden. Eine ausreichende und bedarfsgerechte Aufnahme von Lutein mit der Nahrung ist daher für das Auge von besonderer Wichtigkeit. Die Hauptaufgabe von Lutein und Zeaxanthin in Retina und Macula ist anscheinend der Schutz vor energiereichem blauem und ultraviolettem Licht und die Bekämpfung von Sauerstoffradikalen. Für diese Annahme spricht, dass Patienten mit einer AMD in Retina und Macula niedrigere Konzentrationen an Lutein und Zeaxanthin besitzen als gesunde, gleichaltrige Kontrollpersonen. Die Ergebnisse verschiedener Studien deuten darauf hin, dass die niedrigeren Konzentrationen von Lutein und Zeaxanthin ein ursächlicher Faktor in der Entwicklung von AMD sein könnten.

Positiver Einfluss von Lutein und Zeaxanthin

Die Konzentration von Lutein im Serum, in der Retina und der Macula lassen sich durch eine Erhöhung der Aufnahme von Lutein problemlos steigern. Dabei steigt der Serumspiegel innerhalb von zwei bis drei Wochen an. Der Anstieg der Konzentration in der Macula dauert länger und erreicht erst nach zwei Monaten sein Maximum.

Die Erhöhung des Gehaltes an Lutein und Zeaxanthin in der Macula um ca. 20 bis 40% führt zu einer um ca. 40% reduzierten Belastung durch blaues und ultraviolettes Licht. Dadurch werden die Photorezeptoren geschützt. Nach dem Absetzen von Lutein vermindert sich der Serumspiegel wieder schnell. Auch niedrigere Gaben von Lutein und Zeaxanthin (z. B. 10 mg Lutein, 0,3 mg Zeaxanthin) führen innerhalb von etwa vier Wochen zu einer Erhöhung der Pigmentschicht der Macula und damit zu einem verbesserten Schutz.

Verzehren Sie mehr Obst und Gemüse

Aus der Zusammenfassung aller Studienergebnisse kann man folgern, dass eine Ernährung mit viel Coenzym Q10, Vitamin C, Vitamin E, Folsäure und reichlich Carotinoiden, insbesondere Lutein und Zeaxanthin, einen positiven Einfluss auf die Entwicklung einer AMD hat. Auch eine ausreichende Versorgung mit Zink und Selen ist anscheinend günstig. Daher sollten Patienten im Anfangsstadium einer AMD und solche mit erblich bedingter Veranlagung einen deutlich höheren Verzehr von Obst und Gemüse anstreben. Insbesondere eine vermehrte Aufnahme von Lutein in Form von grünen Gemüsen wie Broccoli, Rosenkohl, Grünkohl oder Spinat ist zu empfehlen.

Nach Berichten aus den Mittelmeergebieten – wo generell wesentlich mehr frisches Obst und besonders Gemüse verzehrt wird – tritt AMD prozentual geringer auf als bei uns. Zurückzuführen ist das auf den großen Anteil der positiven Wirkung der schützenden Nahrung aus frischem Obst und Gemüse. Eine genügende Zufuhr der wichtigen Mikronährstoffe über die alltägliche Nahrung ist heute bei uns nicht mehr möglich.

Hier hilft eine gezielte Nahrungsergänzung mit komplexen Micronährstoffpräparaten. Dabei sollten alle für das Auge wichtigen Nährstoffe gleichzeitig supplementiert werden.

Die bisher veröffentlichten Studien zeigen, dass eine ausreichende Versorgung mit Mikronährstoffen zu einer Stabilisierung oder zu einer Verlangsamung der Progression von AMD beitragen. Es ist wichtig, frühzeitig mit einer Supplementierung zu beginnen. Dabei sollte darauf hingewiesen werden, dass es sich bei einer evtl. Ernährungsumstellung oder Nahrungsergänzung nicht um eine kurzfristige Maßnahme handelt. Erfolge sind nur dann zu verbuchen, wenn die Supplementierung auf Dauer erfolgt.

Der graue Star (Cataract)

Mit Micronährstoffen kann die Entstehung vom grauen Star verhindert oder zumindest hinausgezögert werden

Eine Patientin klagte vor 3 Jahren über zunehmende Visusverschlechterung durch den grauen Star, besonders am rechten Auge. Das rechte Auge verfügte über einen Visus von 30% und das linke Auge über 60%. Ein Termin für eine Cataract-Operation war bereits vereinbart worden. Die damaligen Wartezeiten für eine Cataract-OP betrugen zwischen vier und sechs Monate.

Die Patientin war mit ihrer Situation sehr unzufrieden und entschied sich für die Micronährstoff-Therapie, von der sie bereits schon einiges gehört hatte.

Für die Folgezeit wurden verordnet:

- Ein hochdosiertes Monopräparat von Coenzym Q10, zunächst nur 100 mg wegen bestehender Herzmedikation.
- 2000–3000 mg retardiertes Vitamin C mit Langzeitwirkung
- 160 µg hefefreies Selen

Da sie auch medikamentös von ihrem Hausarzt wegen Bluthochdruck und Herzrhythmusstörungen behandelt wurde, erhielt sie zusätzlich eine speziell für Herzpatienten zusammengesetzte Kombination aus Vitaminen, Mineralien, Spurenelementen, Amino- und Fettsäuren.

Bereits nach einem Monat kam sie freudestrahlend in meine Praxis und erklärte mir, dass sie beim Sehen zwar noch keine Veränderungen bemerkt habe, eine deutliche Verbesserung der Herzleistung sei jedoch spürbar.

Die Monate vergingen und der Termin für die „Graue Star-Operation“ rückte immer näher. Bei einer Kontrolluntersuchung nach sechs Monaten in meiner Praxis hatte sich der Visus um 20% verbessert. Auch das Allgemeinbefinden der Patientin stabilisierte sich spürbar, so dass sie mit großer Erwartung die Micronährstoff-Therapie fortsetzte. Die Cataract-OP hatte sich erübrigt.

Im Laufe eines Jahres konnte dann auch der Hausarzt verschiedene Medikamente gegen den Bluthochdruck und die Herzrhythmusstörungen reduzieren und teilweise absetzen.

Heute genießt sie ihr Rentnerdasein mit einem Visus von 80% und kann problemlos noch Auto fahren. Neulich teilte sie mir mit, dass ihr die Micronährstoffe viel Lebensfreude und Vitalität gebracht haben und sie auf diese nie mehr verzichten möchte.

Neueste Berichte der Medien über Probleme nach Cataract-Operationen, Oktober 2000

Was ist geschehen? Tausende vom Material her ungeeignete Ersatzlinsen müssen wahrscheinlich aus den Augen wieder entfernt werden, weil sie sich trüben und die unglücklichen Patienten genauso schlecht sehen wie vor der Cataract-Operation.

Meine Empfehlung an alle vom grauen Star befallenen Mitmenschen:

Lassen Sie sich so spät operieren wie nur möglich. Versuchen Sie rechtzeitig alles, was die hilfreichen Präparate aus der Natur Ihren Augen und dem gesamten Organismus an Vitalität und immunologischer Abwehr Ihnen bieten! Lassen Sie sich erst operieren, wenn das Sehvermögen soweit vermindert ist, dass das postoperative Risiko nur noch gering ist.

Mit diesen möglicherweise verunsichernden Ratschlägen verärgere ich leider wohl viele Fachkollegen, die vom Operieren leben. Vielleicht outet man mich so wie vor Jahren Professor Hackethal. Aber es war schon immer so: „Wer die Wahrheit sagt, macht sich viele Feinde."

Die Spezialisten, die nun die unbrauchbaren, vorher hochgelobten Ersatzlinsen entfernen müssen und andere wieder einpflanzen sollen – sofern dies überhaupt technisch möglich ist – behaupten jetzt endlich, dass eine Cataract-Operation immer das Restrisiko ermögliche und ein zweiter Eingriff am Auge das Risiko einer postoperativen Komplikation erheblich vergrößere. Nahezu unmenschlich und patientenfeindlich ist die Bemerkung der Krankenkassen, Kosten für diesen zweiten operativen Eingriff am Auge nicht erstatten zu wollen.

Wer soll nun die zweite Operation bezahlen? Der völlig unschuldige Patient? Leider sind es meist ältere Leute, die nicht mehr „auf die Barrikaden gehen" können, um ihr Recht zu erstreiten. Nach den Operationen bleibt der Patient bei schwierigen Problemen oft allein. Daher insistiere ich weiter auf meiner alten Forderung: Versuchen Sie, liebe Leserinnen und liebe Leser, vorsorglich alles Erdenkliche zu tun, um Operationen, die ihr Augenlicht betreffen, hinauszuschieben oder sogar zu verhindern.

An Hand der nachfolgenden Praxisfälle, möchte ich Ihnen nochmals verdeutlichen, mit welcher Arroganz sich bestimmte Mediziner in eine bestehende Therapie – von der sie noch *nie* etwas gehört haben – einmischen.

So erging es einem meiner Patienten, der sich bereits einer einjährigen Behandlung mit Micronährstoffen unterzogen hatte. Diesem Mann empfahl ich seinerzeit die Micronährstoffe, weil sich seine Linsen zu trüben begannen. Wegen einer hochgradigen Myopie (Kurzsichtigkeit) und möglicher Komplikationen (Netzhautablösung) bei einer Cataract-Operation, wollte der Patient sich nicht operieren lassen.

Nach einem Jahr der Micronährstoff-Therapie erreichte er ein Sehvermögen von 70% und konnte wieder Auto fahren. Bei einem geselligen Zusammensein, dem auch Ärzte beiwohnten, erzählte er voller Freude von dieser erfolgsversprechenden neuen Therapierichtung. Ungläubige, ja fassungslose Gesichter starrten ihn an. Vitalstoffe sollen das Fortschreiten des grauen Stars verhindern oder gar rückgängig machen? Mein Patient wurde sehr unsicher, denn überall wo er von dieser Behandlung erzählte, kannte niemand diese Therapie mit Micronährstoffen. So vergaß er alle guten

Vorsätze, denn sein Visus betrug ja ca. 70% und nahm die ergänzende bilanzierte Diät bei Augenerkrankungen nicht mehr ein.

Nach einem Jahr konsultierte er mich wegen einer deutlichen Visusverschlechterung. Ich konnte mir gar nicht erklären, warum innerhalb eines Jahres der vormals gute Visus von 70 % plötzlich so schlecht geworden war und nur noch 30–40 % betrug. Meine Frage, ob er die Micronährstoffe regelmäßig eingenommen habe, beantwortete er mir, dass er sie seit seinem letzten Besuch bei mir weggelassen hatte. Mehrere Ärzte hätten ihn ausgelacht und mich als großen Quacksalber dargestellt. Mit Vitaminen könne man ja gar nicht therapieren.

Der Patient versuchte es noch einmal mit einer erneuten Micronährstoff-Therapie zur Reduzierung des grauen Stars. Nach zehn Monaten Therapiedauer erreichte er wieder einen Visus von gut 60 %. Heute ist er von dieser Heilmethode überzeugt und würde sich durch angeblich besserwissende Mediziner nicht mehr verunsichern lassen.

Diese Therapie ist nicht nur für Ältere sinnvoll. Auch bei jungen Menschen können beginnende Veränderungen aufgehalten oder rückgängig gemacht werden, wie das folgende Beispiel schildert.

Eine 26-jährige Patientin, die eine angeborene Amblyopie (Schwachsichtigkeit) am linken Auge hatte, konsultierte mich in meiner Praxis wegen Sehbeschwerden an ihrem rechten guten Auge. Sie erzählte, wie sie bis vor einigen Monaten immer gut gesehen habe, obwohl sie ja eigentlich nur über ein normales Auge verfüge. Auch das Autofahren habe ihr großen Spaß gemacht. Sie müsse natürlich wegen des fehlenden Stereosehens ihren Kopf mehr hin- und herbewegen als ein Fahrer mit zwei guten Augen. Jetzt könne sie sich aber noch so anstrengen, das Steuern des Fahrzeuges bereite ihr große Probleme. Entgegenkommende Fahrzeuge würden sie im Dunkeln richtig blenden. Deswegen könne sie bei Nacht kaum noch fahren, es sei denn als Beifahrer. Sie fühle sich wie ein Invalide.

Bei der Untersuchung wurde eine beginnende Cataract an ihrem guten Auge diagnostiziert. Ich therapierte die Patientin mit einer ergänzenden bilanzierten Diät (verschiedene Micronährstoffe, die speziell für Augenerkrankungen sehr hilfreich sind), retardiertem Vitamin C und Coenzym Q10. Nach 2 1/2Jahren Therapie sieht die Patientin auf ihrem rechten guten Auge wieder volle 100% und das Autofahren macht ihr wieder richtig Spaß.

Probleme nach grauen Star Operationen? Geht es auch ohne Skalpell?

Besorgniserregend sind auch die letzten Medienmeldungen. Therapieresistente Keime verursachen größte postoperative Probleme in unseren Kliniken. Mehrere Patienten erblindeten bei der heute angeblich so harmlosen und routinemäßig ausgeführten Cataract-Operation.

Jeder operativer Eingriff, sei er auch noch so klein, kann für den Patienten zu einer unvorhersehbaren Tragödie werden.

Auch wenn die Operation perfekt verläuft, können nach Wochen, Monaten oder auch Jahren postoperative Probleme auftreten, wie z. B.:

- Nachstarbildung (Verbliebene Linsenzellen wachsen zu einem neuen, das Sehvermögen behindernden Gewebe zusammen. Dieses muss mittels YAG-Lasers therapiert werden)
- Regenbogenhautentzündung (Iritis)
- Glaskörpertrübung durch Einblutung
- Netzhautablösung (Amotio retinae)
- Aphakie-Glaucom (Pathologisch erhöhter Augeninnendruck nach Operation des grauen Stares)
- Verlust des Auges durch Eindringen von therapieresistenten, krankheitserregenden Keimen (Bakterien) nach Augen-Operationen.

Auch die künstliche Linse kann sich verlagern. Eine erneute Fixation – natürlich wieder ein operativer Eingriff mit allen Folgerisiken – gelingt nicht immer, so dass die Ersatzlinse meistens entfernt werden muss.

Die Mitverantwortung des Patienten ist heute wichtiger denn je. Der an Linsentrübung Erkrankte sollte die Entscheidung über den Zeitpunkt der Operation nicht alleine dem Arzt überlassen. Mir ist es unbegreiflich und es scheint mir verantwortungslos, Patienten, die noch über ein Sehvermögen von über 60 %

verfügen, die Cataract-OP als vorteilhaft und dringend zu empfehlen.

Jedem am grauen Star Erkrankten sage ich, die erforderlichen Micronährstoffe in sinnvoller Zusammenstellung und unter ärztlicher Anleitung für mindestens ein Jahr einzunehmen. Die positiven Effekte dieser Therapie mit den Substanzen aus der Natur werden den Patienten erkennen lassen, dass die Cataract-Operation nicht immer der letzte Ausweg ist.

Antioxidative Micronährstoffe, die unter ärztlicher Kontrolle und Überwachung eingesetzt werden, bringen die bislang vertretene Meinung deutlich ins Wanken, dass eine Operation die einzige Möglichkeit sei, dem grauen Star entgegenzuwirken.

Wie äußert sich eine Linsentrübung?

Zunächst wird das Sehvermögen bei schlechten Lichtverhältnissen wie durch einen dünnen Schleier eingeschränkt. Autofahrer empfinden im Dunkeln eine starke Blendung durch das Licht der entgegenkommenden Fahrzeuge. Mit der Zeit wird das nächtliche Autofahren schwerer und irgendwann ist es unmöglich.

Wodurch entsteht die Trübung der Linse?

Die Linse ist transparent und besteht aus löslichen Proteinen und Wasser. Diese in Wasser gelösten Proteine der Augenlinse werden durch sogenannte *Freie Radikale* angegriffen und verändert. Hierdurch werden die enzymatischen Schutzmechanismen von Glutathionperoxidase Superoxiddismutase, Katalase, Selen, Zink, Vitamin C, Lutein und Zeaxanthin ausgeschaltet. Eine hochdosierte Einnahme verschiedener Micronährstoffe hilft dem Auge, die Freien Radikalen und deren Schäden zu verhindern.

Die Linsentrübung etabliert sich zunehmend auch bei jüngeren Menschen. Die Ursachen sind: Viele intensive Strahlungen durch Ozonschäden, Solarium, Rauchen, Umweltverschmutzung und Stress. Diese Ursachen fördern die Freien Radikalen, die wiederum die Linsenproteine angreifen. Aber auch Stoffwechselerkrankungen, besonders Diabetes mellitus, begünstigen die Entstehung des grauen Stars. Durch die Steigerung der Glykosylierung der Proteine, durch oxidativen und osmotischen Stress werden die normalerweise im Wasser gelösten Proteine unlöslich und kristallisieren aus. Die Linse beginnt sich zu trüben.

So ist heute erwiesen, dass die Häufigkeit des grauen Stars um 80% niedriger wäre, wenn sich hohe Mengen von Antioxidantien im Blut befänden. Durch die rechtzeitige Einnahme von ausgewählten Mono- und Kombinationspräparaten kann die Lebensqualität des Einzelnen erheblich verbessert werden. Auf diese Weise kann eine Star-Operation um viele Jahre verzögert oder vermieden werden.

In der folgenden Tabelle erhalten Sie einen Überblick über die wichtigsten Micronährstoffe, die ergänzend bei Cataract und Maculadegeneration eingenommen werden sollten.

Micronährstoffe, die Ihre Augen schützen

Tägliche Dosierungsempfehlung von Antioxidantien

Nährstoff	**Dosierung pro Tag**
Coenzym Q10 Monopräparat	100–200 mg
retardiertes Vitamin C	2–3 g
Selen, hefefrei	60–100 µg
Oligoprocyanidine	100–200 mg
Lutein	6 mg
Zeaxanthin	240 µg
Vitamin E (alpha-Tocopherol)	30–100 mg
gamma-Tocopherol (= Vitamin E)	5–20 mg
Vitamin A	1.000–3.000 I.E.
Folsäure	200–800 µg
Vitamin B_2 (Riboflavonin)	1,5–5,0 mg
Nicotinamid (Vitamin B_3)	15–60 mg
Vitamin B_6	1,5–5,0 mg
Vitamin B_{12}	3–12 µg
Vitamin D	2,5–7,5 µg
Bioflavonoide	20–300 mg
Zink	10–20 mg

Chrom	30–150 µg
Cystein	50–200 mg
Taurin	50–200 mg
Docosahexaensäure	100–300 mg

Erläuterung der einzelnen Antioxidantien und ihrer Wirkungsweise

Coenzym Q10 ist ein endogenes (im Körper vorkommendes), fettlösliches Antioxidanz, dass die Mitochondrien und die Zellmembranen vor schädlichen Einflüssen der Freien Radikalen schützt und somit deren Angriff auf die Funktion des Sehzentrums, des Sehnervs und der Netzhaut lebenslang verhindert.

Vitamin C als wichtigstes wasserlösliches Antioxidanz ist in einer hohen Konzentration in der Linse, im Kammerwasser und der Retina vorhanden.

Selen ist ein essentielles Spurenelement und Bestandteil des Enzyms Gluthationperoxidase, das die Zellen gegen aggressive Sauerstoffverbindungen schützt. Es ist im Auge in einer hohen Konzentration zu finden.

Oligoprocyanidine, sekundäre Pflanzenstoffe, wie z. B. Polyphenole, Flavonoide, Isoflavone und Lycopin, sind besonders wichtig bei Retinopathia diabetica, grauem Star, Maculadegeneration und Nachtblindheit.

Lutein ist ein Carotinoid. Es ist in hoher Konzentration in der Macula vorhanden und neben Zeaxanthin das einzige im Auge vorkommende Carotinoid.

Zeaxanthin kommt hochkonzentriert in der Macula vor und kann in der Retina aus Lutein gebildet werden.

Vitamin E (alpha-Tocopherol) ist hochkonzentriert in Macula und Retina vorhanden und erhöht den Glutathionspiegel.

gamma-Tocopherol (Vitamin E) wirkt speziell gegen Stickstoffoxide.

Vitamin A kommt in verschiedenen, natürlichen Formen vor: als Carotinoide oder Beta-Carotin. Es spielt eine zentrale Rolle bei der Umformung von Licht im Auge und bei Nachtblindheit.

Folsäure erhöht die Eigensynthese von Cystein und Taurin und verringert den oxidativen Stress durch Homocystein.

Vitamin B_2 (Riboflavin) schützt vor Cataract. Ein Mangel an Vitamin B_2 verringert den Glutathionspiegel.

Nicotinamid (Vitamin B_3) verringert das Cataract-Risiko.

Vitamin B_6 verringert den oxidativen Stress durch Homocystein.

Vitamin B_{12} setzt den oxidativen Stress durch Homocystein herab.

Vitamin D-Mangel kann zu Bildung von grauem Star führen.

Bioflavonoide wirken gefäßerweiternd.

Zink befindet sich in konzentrierter Form im Auge. Es ist notwendig für die antioxidativen Enzyme Superoxiddismutase und Katalase. Es verringert die Progression von AMD.

Chrom senkt bei Diabetikern den Insulinbedarf.

Cystein befindet sich hoch konzentriert in Retina und Linse. Es ist Bestandteil des Antioxidanz Glutathion.

Taurin befindet sich in hoch konzentrierter Form in der Retina.

Docosahexaensäure befindet sich hoch konzentriert in den Photorezeptoren der Retina und Macula. Es beeinflusst die Sehschärfe und die Dunkeladaption.

Diabetes mellitus

Diese Stoffwechselerkrankung, die größtenteils durch falsche Ernährung bei Typ II hervorgerufen oder verschlimmert wird, schreitet heute massiv fort.

Ca. 5 Mio. Diabetiker gibt es zur Zeit in unserem Lande. Ihre Behandlung verursacht erhebliche Kosten. Bei einem großen Teil der Betroffenen könnten durch Gewichtsreduktion, Ernährungsumstellung und einsichtige Lebensweise die Blutzuckerwerte normalisiert werden. Auch wenn die Erkrankung weit fortgeschritten ist, besteht die Möglichkeit, mit Micronährstoffen den gefürchteten Spätschäden entgegenzuwirken.

An dem Beispiel eines Patienten mit schwerster Retinopathia diabetica möchte ich Ihnen verdeutlichen, dass auch in einem fortgeschrittenen Stadium durch die Einnahme von micronutritiven Substanzen eine wesentliche Verbesserung des augenärztlichen und allgemeinmedizinischen Befundes erreicht werden kann. Jahrelang musste dieser Patient wegen permanenter Netzhautblutungen am Augenhintergrund mehrfach mittels Argonlaser therapiert werden.

In meiner Praxis hörte er von der begleitenden Micronährstoff-Therapie und war mit der neuen Behandlung einverstanden. Ich überzeugte ihn davon, dass er sein Befinden mit erheblicher Gewichtsreduktion, kompletter Ernährungsumstellung und einer kontinuierlichen Einnahme von speziellen Micronährstoffen, die für Diabetiker zusammengestellt wurden, deutlich verbessern könnte.

Heute, nach zwei Jahren Therapiedauer, hat sich die Gefäßstruktur der Netzhaut dermaßen verbessert, dass er sich keiner Lasertherapie mehr unterziehen muss. Sein Gewicht ist mittlerweile zufriedenstellend und sein Allgemeinbefinden ist derart gut, dass er die Micronährstoffe nicht mehr missen will.

Ist eine Prävention mit Antioxidantien möglich?

Aggressive Substanzen, die Freien Radikalen, greifen unsere Zellen ständig an. Sie entstehen als Nebenprodukt bei der Sauerstoffverbrennung in den Mitochondrien. Freie Radikale entstehen im Organismus oder werden durch die Umwelt aufgenommen.

Forschungsergebnisse zeigen, dass Freie Radikale bei vielen Krankheiten, so auch bei Diabetes mellitus mit allen Folgeerscheinungen, eine negative Rolle spielen. Spezielle Schutzmechanismen, die sogenannten Radikalfänger = Antioxidantien, haben die Aufgabe, unsere Zellen vor den Freien Radikalen zu schützen.

Eine tägliche ausreichende Zufuhr von Antioxidantien gewährleistet im Sinne einer Vorbeugung (Prävention) einen dauerhaften Schutz vor den Schäden dieser aggressiven Substanzen. Entfernt sind sie vergleichbar mit dem Katalysator im Auspuff eines Autos.

Micronährstoffe, wenn sie unter ärztlicher Kontrolle sinnvoll eingesetzt werden, bringen die altvertretenen Meinungen der Ärzteschaft – Vitamine nur als unbedeutende Substanzen zu betrachten – deutlich ins Wanken.

Können Spätschäden vermindert oder gar verhindert werden?

Die gefürchteten Spätschäden von Diabetes mellitus beruhen teilweise auf oxidativem Stress und auf einer verminderten antioxidativen Kapazität des Körpers. Die Praxis zeigt, dass Behandlungen durch Diät, orale Antidiabetika oder Insulin häufig nicht ausreichen, um Folgeschäden zu verhindern. Es ist äußerst schwierig, den Blutzucker ideal einzustellen. Hohe Blutzuckerspiegel führen zu einer Überladung der Zellwandpumpen mit Zuckermolekülen und gleichzeitig zu einer Verdrängung der Vitamin C-Moleküle.

Für Diabetiker hat dieser Verdrängungsprozess gravierende Folgen. Es kommt zu einer Zuckeransammlung in den Blutgefäßwänden, speziell in den Endothelzellen. Das verursacht eine vermehrte Bildung von Freien Radikalen, deren Aggressivität zu Schäden an den Zellstrukturen der Augen, des Herzens, der Nieren und Nerven und den unteren Gliedmaßen führt.

Klinische Studien zeigen die Senkung des Blutzuckerspiegels durch Vitamin C und dadurch eine Verminderung des Insulinbedarfs. Ein Mangel an Vitamin C führt u. a. zu krankhaften Verdickungen der Gefäßwände. Das erklärt die häufigen Gefäßkomplikationen in den verschiedenen Organen, besonders jedoch in den Augen. Diese Glykosylierungsprodukte führen in den Augen zu einer Verdickung des Endothels der Retina-Kapillaren und zu deren Einengung. Diese Durchblutungsstörung führt zu der gefürchteten Diabetischen Retinopathie. Es kommt zu Proliferationen (pathologische Gefäßneubildung) mit den damit verbundenen retinalen Blutungen. Leider wird hier mit dem Argon-Laser nur das Symptom „Blutung“ therapiert. Eine schleichende Erblindung kann damit nicht verhindert werden.

Bei Diabetikern liegt oft eine Minderversorgung von wichtigen Micronährstoffen vor, die auf Dauer tiefgreifende Störungen des Vitamin- und Mineralhaushaltes verursacht und das Krankheitsbild zusehends verschlechtert.

Erstmals ermöglicht der Einsatz micronutritiver Substanzen, die Ursache dieser metabolischen Erkrankung zu therapieren. Hierbei handelt sich um die Mitochondriale- und Orthomolekulare Medizin.

Diese Schulmedizin befasst sich ausschließlich mit Substanzen (Molekülen), die zwar von Natur aus im menschlichen Organismus vorhanden sind, aber auch dem Körper zugeführt werden müssen. Unter ärztlicher Kontrolle wird mit speziellen Micronährstoff-Kombinationen therapiert.

Zusätzlich werden je nach Krankheitsbild einzelne Monopräparate in hohen Dosierungen appliziert. Um die kontinuierlichen Verschlechterungen des Gesundheitszustandes des Diabetikers zu verhindern, sollte möglichst frühzeitig mit der Einnahme von Micronährstoffen in geeigneter Dosierung begonnen werden.

Meine jahrelangen Beobachtungen an einer Vielzahl von Patienten bestätigen den sinnvollen Einsatz von hochdosierten Micronährstoffen sowohl bei Retinopathia diabetica und Cataract als auch bei der AMD (altersabhängige Maculadegeneration).

Glaucom (grüner Star)

Den erhöhten Augeninnendruck nennt man „grünen Star". Er führt zu Ausfällen im Gesichtsfeld, zu Schädigungen des Sehnervs bis hin zur völligen Erblindung. Mit zunehmendem Alter tritt er häufiger auf.

Es gibt zwei Grundformen des grünen Stars:

- das chronische Weitwinkel-Glaucom

- das Engwinkel-Glaucom, aus dem schlimmstenfalls der gefürchtete Glaucomanfall mit Pupillarblock entstehen kann.

Bei dem chronischen Weitwinkel-Glaucom steigt der Augeninnendruck langsam über einen längeren Zeitraum an.

Bei dem Engwinkel-Glaucom steigt der Augeninnendruck akut an, verursacht durch eine abnorme Pupillenweite und die daraus resultierende Einengung des Kammerwinkels.

Der Augeninnendruck wird applanatorisch in mm Hg (= Hydrargyrum = Quecksilber) gemessen.

Idealwerte 14–18 mm Hg,

erhöhte Werte über 20 mm Hg.

Bei Werten um 40 mm Hg droht Erblindung in kürzester Zeit.

Die Werte des intraoculären Augendruckes können mit der täglichen Einnahme von 3–5 g (3000–5000 mg) retardiertem Vitamin C gesenkt werden, weil es den Abfluss des Kammerwassers fördert.

Monopräparat Coenzym Q10, retardiertes Vitamin C, Bioflavonoide, Zink und Chrom sind wichtige Vitalstoffe, die zusätzlich bei pathologisch erhöhtem Augeninnendruck eingenommen werden sollten.

Eine zusätzliche Einnahme von Q10 ist besonders wichtig bei Patienten, bei denen Betablocker zur Senkung des Augeninnendruckes verwendet werden. Die Betablocker beeinträchtigen die Herztätigkeit. Sie können den Herzschlag verlangsamen (Bradycardie), und verursachen besonders bei älteren Patienten auf

Dauer eine Herzinsuffizienz. Bei einer zusätzlichen Einnahme von hochdosiertem Coenzym Q10 – mindestens 100–200 mg täglich – kann einer durch Betablocker bedingten Herzinsuffizienz entgegen gewirkt werden.

Embolie der Zentralarterie

Bei Embolien – z. B. der Zentralarterie des Auges – verschließt ein kleiner Embolus die Engstelle einer Arterie. Beim Auge führt es zur Erblindung, falls es nicht gelingt, in kürzester Zeit diesen Embolus aufzulösen. Ähnliches ereignet sich auch bei einem Apoplex (Schlaganfall) im Gehirn, dessen Folgen dem Leser bekannt sein werden.

Die Vermeidung obiger tragischer Ereignisse liegt in der idealen Lebensführung und ausgewogener Substitution antioxidativer Substanzen.

Um Lebensqualität zu gewinnen, sollte jeder von uns mehr Verantwortung für seine Gesundheit übernehmen. Mit einer gesunden Lebensführung und ausreichender Zufuhr von antioxidativ wirkenden Vitalstoffen kann ein wirksamer Schutz vor Erkrankungen, die der oxidative Stress verursacht, erzielt werden.

Thrombose der Netzhaut

Durch eine ausgeprägte Gefäßsklerose kann es zu einer Netzhautthrombose kommen, die für den Patienten mit einer deutlichen Reduzierung des Sehvermögens und des Gesichtsfeldes einhergeht.

Die Ursachen sind Schäden in den Blutgefäßwänden bei Sklerose, Bluthochdruck, Diabetes mellitus sowie Tabakabusus (Tabakmissbrauch) und ähnliche ungesunde Veränderungen der Lebensweise. Die Folgen sind Gefäßrupturen, Blutergüsse, Thrombosen, Schlaganfall und Amputationen bei Gangrän.

Mitverantwortlich für die Entwicklung einer Arteriosklerose ist ein permanenter über Jahre andauernder Vitamin C-Mangel im Körper. Vitamin C hat eine ausgeprägte antithrombotische Wirkung, wenn es in hohen Dosierungen in retardierter Form über den Tag verteilt eingenommen wird. Es stabilisiert die Gefäßwände und verhindert Gefäßrupturen.

So kann ich Ihnen von einem Patienten berichten, der durch eine ausgeprägte Gefäßsklerose eine massive Netzhautthrombose am linken Auge bekam, die den Visus auf nur noch 10% reduzierte. Auch er hatte, wie man so sagt, in vollen Zügen die lukullischen Freuden des Lebens genossen: gutes Essen, schöne Weine und Tabak. Bis sich allmählich die Gefäßsklerose manifestierte und eine Netzhautthrombose am linken Auge verursachte. Das Auge wurde der heute üblichen Lasertherapie unterzogen, zur Vermeidung des hämorrhagischen Sekundärglaucoms. Begleitend zur konventionellen Therapie nahm er zusätzlich eine sehr hohe Dosierung von Vitamin C, Q10, Selen, Lutein, Zeaxanthin und andere wichtige Micronährstoffe. Innerhalb von vier Monaten nach Beginn der Therapie erreichte der Patient auf dem geschädigten Auge ein konstantes Sehvermögen von 60%. Die ehemals verordneten Vitalstoffe nimmt er weiterhin täglich in reduzierter Konzentration als Vorsorge vor anderen sklerotischen Erkrankungen, z. B. Apoplex (Schlaganfall) ein.

Hornhautdystrophie

Eine junge Patientin litt seit mehreren Jahren an einer massiven Hornhautdystrophie mit deutlichem Sehverlust besonders am linken Auge.

Zuvor war sie bei einer Heilpraktikerin in Behandlung. Diese führte bei ihr mehrere sogenannte Darmsanierungen durch. Außerdem legte sie ihr nahe, auf jegliche Zufuhr von Vitamin C – sei es aus Obst und Gemüse oder in Form von Tabletten – zu verzichten. Ihr Körper reagiere angeblich allergisch darauf. Die Patientin beherzigte diesen absurden Ratschlag und durchlebte seit dieser Zeit eine permanente Verschlechterung des Allgemeinbefindens und der Haut, was sich besonders in ihrem Gesicht niederschlug. Zusätzlich trat eine beidseitige Trübung der Augenhornhaut auf.

In einer sehr schlechten Verfassung konsultierte sie im Sommer meine Praxis. Nach meiner Ansicht handelte die Heilpraktikerin grob fahrlässig, als sie der Patientin jegliche Zufuhr von Vitamin C untersagte. Durch diesen permanenten Mangel an Micronährstoffen über eine Zeitspanne von drei Jahren hinweg hatten sich massive Veränderungen sowohl auf der Hornhaut, auf der Haut als auch im Immunsystem potenzieren können.

So begann ich bei der Patientin mit einer sehr behutsamen Dosierung von verschiedenen Micronährstoffen, dazu mit Vitamin C in einer besonders magenverträglichen Zusammensetzung. Über mehrere Wochen wurden die Substanzen langsam steigernd erhöht. Nach kurzer Zeit verbesserte sich die Haut zusehends und plötzlich vertrug die junge Frau – die ja angeblich auf Vitamin C allergisch reagierte – mehrere Gramm pro Tag. Auch die Hornhaut begann sich langsam zu lichten, so dass sich der Visus sogar etwas verbesserte.

Die Patientin ist mit ihrem jetzigen Allgemeinzustand sehr zufrieden und setzt diese begleitende Micronährstoff-Therapie weiter fort.

Die Behauptung einer sogenannten Vitamin C-Allergie ist völlig unbegründet. Der menschliche Körper entwickelt auf die essentiellen (unbedingt notwendigen) Vitamine keine Allergie. Jedoch gibt es Unverträglichkeiten gegen die Säuren in sauren Speisen, zu denen verschiedene Obstsorten, besonders Zitrusfrüchte gehören. Infolge falscher Lebensweise und inadäquater Eßgewohnheiten entwickelt sich bei vielen Menschen eine mehr oder weniger stark ausgeprägte Magenschleimhautentzündung. Die Betroffenen verspüren Magenschmerzen in Form vom altbekannten Sodbrennen, wenn sie saure oder auch kalte Speisen verzehrt haben. Die Ursache dieser Art von Gastritis (Entzündung und Schwächung der Magenschleimhaut) ist jedoch einzig und allein in den Säuren dieser Obstarten zu suchen, die besonders bei Unterkühlung des Magens durch kalte Getränke oder Speisen die Schmerzhaftigkeit verursachen. Bei einigen Patienten entsteht die Gastritis vornehmlich durch ständigen Süßigkeitsmissbrauch. Die magenempfindlichen Patienten sollten das Vitamin C nicht als Pulver, sondern in der retardierten (verzögerten) Form einnehmen.

Abschließend stelle ich noch einmal klar:

Vitamin C löst weder eine angeborene noch eine erworbene Allergie oder weitere allergieähnliche Erkrankungen aus. Diese werden immer von Histaminen und deren Auswirkungen auf die Arteriolen (kleinste Arterien) verursacht. Schon vor Jahren konnte Professor Linus Pauling, an erkrankten Allergikern beweisen, dass die erhöhte Zufuhr von Vitamin C in täglichen Gramm-Mengen geeignet ist, Allergien zu behandeln und bei rechtzeitig vorbeugender Einnahme drohende Allergien im Keime zu ersticken. Sie werden verstehen, liebe Leserinnen und liebe Leser, dass ein Therapeut oder wie immer er sich nennen mag, von der Vitaminlehre dann keine Ahnung hat, wenn er Ihnen empfiehlt, wegen irgendwelcher Allergieprobleme kein Vitamin C einzunehmen.

Das Gegenteil ist richtig: Bei allen Arten von Allergien, sei es durch Pflanzen, Blütenpollen, Lebensmitteln, Eiweißarten, Tiergiften oder Chemikalien gehört hochdosiertes Vitamin C unbedingt zur Therapie.

Was ist eine Allergie?

Eine Allergie entsteht, wenn körperfremde, aber eigentlich unschädliche Stoffe mit dem menschlichen Körper in Berührung kommen und eine unnormale Reaktion des Immunsystems hervorrufen. Diese Fremdsubstanzen nennt man Allergene. Das menschliche Abwehrsystem stuft diese harmlosen Fremd-Moleküle fälschlicherweise als schädlich ein und reagiert mit Freisetzung von Histamin-Molekülen. Diese verursachen eine Durchlässigkeit der Arteriolen, wodurch Flüssigkeit aus diesen kleinen Blutgefäßen in das umgebende Gewebe dringt und hier zur altbekannten Schwellung, Rötung, Schmerzhaftigkeit und zum Juckreiz führt, wie bei Insektenstichen. Schlimmstenfalls erleidet der Befallene einen echten Schock durch Zusammenbruch des Kreislaufes.

Bei angeborener Allergie auf gewisse Fremdsubstanzen spricht man von einer Anaphylaxie und von einem anaphylaktischen Schock. Dieser kann tödlich enden.

Hornhautulcus

Ein Patient litt seit mehreren Jahren an einem metaherpetischen Hornhautulcus, das ihm folgende Beschwerden bereitete: starke Bindehautrötung, fortwährender Tränenfluss, Licht- und Blendungsempfindlichkeit, stechende Schmerzen. Die Rezidive (Wiederauftreten der Erkrankung) wiederholten sich mehrmals im Jahr. Wegen der Hornhautnarben und der beginnenden Augenlinsentrübung verminderte sich sein Sehvermögen drastisch. Die bisherige Medizin konnte mit Tropfen und Salben die häufigen Rückfälle nicht verhindern. Während eines Wochenend-Notdienstes kam der Patient in meine Praxis. Ich klärte ihn über die Möglichkeiten auf, mit der Mitochondrialen- und Orthomolekularen Medizin sein Immunsystem zu stabilisieren, um hierdurch eine für die Zukunft ausreichende Abwehrkraft gegen die Herpesrückfälle aufzubauen. Der Patient entschloss sich zu einer begleitenden hochdosierten Micronährstoff-Therapie.

Diese Substanzen bewirkten eine ausgeprägte Stabilisierung des Immunsystems, so dass die Aktivitäten der Herpesviren deutlich zurückgingen. Die Rezidive reduzierten sich in ihrer Häufigkeit und Schwere. Es traten weniger Rückfälle auf. Die fortschreitende Linsentrübung wurde aufgehalten. Die Hornhautnarben nahmen an Ausmaß und Dichte ab. Das Sehvermögen des Patienten verbesserte sich ständig, so dass er mich wegen metaherpetischen Rückfällen nicht mehr aufsuchen muss.

Iritis

Auch die Iritis (Regenbogenhautentzündung) mit allen ihren Varianten kommt häufiger vor als man denkt. Oft entsteht sie durch Mangel an typischen Abwehrkräften des Körpers, z. B. als Folge einer Schwäche der immunologischen Abwehr bei rheumatisch Erkrankten, die an dem tückischen Morbus Boeck leiden. Diese erwiesene Immunschwäche ist den meisten Patienten nicht bekannt. Sie wird oft erst durch die aufgetretene Iritis erkannt, weil bei diesem Krankheitsbild nach möglichen Ursachen zunächst auf rheumatischem Gebiet gesucht wird.

Ich erinnere mich an einen ähnlichen Fall. Das Ganze liegt einige Jahre zurück. Der ca. 40-jährige, eigentlich gesunde Mann kam wegen Augenrötung, Lichtscheu und Schmerzen – verbunden mit leichter Sehschwäche – zu mir. Er sagte, das habe er mehrmals pro Jahr – besonders in den kalten Jahreszeiten – aber auch zunehmend bei gutem Wetter, wohl durch Erkältung, die er sich bei seiner Kühlhaustätigkeit zuzöge. Das Problem sehe er im ständigen Wechsel von warm und kalt, denn so viel umziehen könnte man sich nicht. Er sei manchmal von der Wärme nassgeschwitzt und müsse dann ins Kühlhaus. Seine Sorge läge, so glaubte er, in der zunehmenden Sehverschlechterung und den sich häufenden Augenentzündungen.

Dies war ein typischer Fall von Iritis (Regenbogenhautentzündung), ausgelöst durch eine Schwächung der körperlichen Abwehrkräfte bei häufig auftretender unterschwelliger Erkältung. Aber nicht jeder oft erkältete Mensch leidet später an Iritis. Es muss auf dem serologischen Weg (Untersuchung einiger Faktoren im Blut) nachgewiesen werden, dass möglicherweise ein immunologischer Defekt wie bei einer rheumatischen Grunderkrankung vorliegt. Das bestätigte sich bei dem Patienten in Form des Morbus Bechterew. Diese Krankheit führt je nach Schweregrad zu einer Versteifung der Wirbelsäule. Erwiesen ist jedenfalls ein Versagen im immunologischen Abwehrsystem, wo die Orthomolekulare Medizin erfolgreich stabilisierend wirkt. Zur heute üblichen schulmedizinischen Iritis-Therapie versorgte ich den Patienten mit sehr hochdosierten Präparaten von Micronährstoffen. Der Erkrankte bemerkte eine schnellere Heilung als es bei seinen früheren Entzündungen der Fall war. Sonst war er bis zu drei Wochen krankgeschrieben. Diesmal konnte er bereits nach einer Woche wieder arbeiten. Er nimmt seitdem weiterhin täglich eine bestimmt Zusammenstellung verschiedener antioxidativ wirkender Micronährstoffe.

Die gefürchtete Iritis tritt nur noch äußerst selten bei ihm auf, bereitet dann weniger Beschwerden und klingt nach einigen Tagen bereits ab. Auch dieser Patient ist überzeugt von den vorsorglich (prophylaktisch) stabilisierenden Pflanzenstoffen und wird sie wahrscheinlich zeitlebens einnehmen, um sein Immunsystem ausreichend zu festigen.

Conjunktivitis und Sicca-Syndrom

Unsere Sehkraft ist ein kostbares Gut und vor schädlichen Einflüssen zu schützen. Die Augen sind sehr empfindliche und hochentwickelte Sinnesorgane. Bereits eine geringe Beeinträchtigung ihrer Funktionen wird als sehr belastend empfunden.

Das Nachlassen der Sehschärfe kann nicht immer mit einer Brille ausgeglichen werden. Am Auge liegen oftmals im zunehmenden Alter Veränderungen vor, die durch frühzeitige Prävention vermeidbar gewesen wären.

Durch die Versäumnisse der medizinischen Aufklärung und den daraus resultierenden Mangel an Vorbeugung wird heute mit großem Aufwand versucht, viele dieser rein ernährungsbedingten Erkrankungen medikamentös oder operativ zu behandeln. Der Erfolg jedoch entspricht nicht immer den Erwartungen der Patienten. Deshalb sollte jeder frühzeitig sein Augenlicht schützen, damit er sich dem Risiko eines operativen Eingriffs nur in Notfällen aussetzen muss.

Mit Vitaminen, Mineralien, Spurenelementen, sekundären Pflanzenstoffen, Amino- und Fettsäuren schenkt uns die Natur ein breites Angebot an schützenden Substanzen. Viele Micronährstoffe, die wir durch eine fettarme, aber nährstoffreiche Ernährung mit überwiegend Obst, Gemüse, Salat und wenig tierischen Produkten zu uns nehmen, tragen dazu bei, dass die sensible Funktion der Augen und aller Organe erhalten bleibt.

Trotz eines reichhaltigen Angebotes an Obst und Gemüse ernährt sich noch nicht einmal die Hälfte unserer Bevölkerung mit einer für die Gesundheit notwendigen Menge an Vitalstoffen. Ein kontinuierlicher Mangel an Micronährstoffen verursacht schwerwiegende Erkrankungen aller Organe, besonders der Augen, der Ohren und des Gehirns.

Durch die tägliche Zufuhr von höheren Supplementierungen (Dosierungen) an Antioxidantien werden die Augen vor Freien Radikalen geschützt. Diese sind hochaktive schädliche Zwischenprodukte bei der Sauerstoffverbrennung, wie bereits erläutert wurde. Wir finden sie überall dort, wo Sauerstofftransport stattfindet. Durch chemische Reizstoffe und intensive Lichtstrahlen werden aggressive Moleküle dem Körper zugeführt und greifen die Erbsubstanz (DNS) an, falls sie nicht rechtzeitig durch die Antioxidantien unschädlich gemacht werden. Manche Augenerkrankungen treten dann gehäuft auch bei jüngeren Menschen auf.

Allergische Bindehautreizungen, therapieresistente Trockenheit der Augen, die schlimmstenfalls und gar nicht so selten zu Hornhautnarben führen, sind dann oft die Auslöser für starke Blendungsempfindlichkeit und eingeschränktes Dämmerungssehen.

Besonders belastend für unser Sehorgan sind langes Arbeiten am Computer, Fernsehen oder Lesen bei schlechtem Licht. Aber auch Schreiben auf sehr hellem Papier, besonders in hellen, blendenden Räumen mit grellem Licht, wie es in den meisten Großraumbüros anzutreffen ist, kann zu Augenproblemen führen.

Die Beschwerden werden deshalb verursacht, weil bei den erwähnten Tätigkeiten sehr viele Retinol-Moleküle im Auge verbraucht werden. Das Retinol-Molekül verändert bei jedem Lichteinfall seine Form. Es wird ein Nervenimpuls ausgelöst, der weiter an das Gehirn geleitet wird. Durch diesen Vorgang wird das Retinol-Molekül aufgebrochen. Die Pigment-Moleküle der Netzhaut werden durch jeden Lichtstrahl, der das Auge trifft, verbraucht. Zu deren Regeneration wird ständig Vitamin A benötigt, besonders bei Dämmerlicht und sehr hellem Licht.

Deshalb sind die Carotinoide, wie Lutein, Zeaxantin, Lycopin, Carotin für das gesunde Auge von größter Wichtigkeit. Schon der geringste Mangel verursacht Sehbeschwerden, die sich besonders in der Dunkelheit bemerkbar machen. Das eingeschränkte Dämmerungssehen ist für den Autofahrer mit großen Gefahren verbunden. Wenn nach Blendung eines entgegenkommenden Fahrzeuges plötzlich die Sehleistung vermindert wird, kann es zu gefährlichen Situationen kommen.

Ein Patient konsultierte mich wegen schlechten Sehens, besonders in der Dunkelheit. Er sah nur noch auf beiden Augen jeweils 60%. Eine Trübung der Linsen lag nicht vor. Ich veranlasste eine serologische Untersuchung. Diese ergab einen gravierenden Mangel an Coenzym Q10, Vitamin C, Selen- und Zink. Nach der Behandlung mit speziellen Micronährstoffen verfügte er nach einem Jahr wieder über ein intaktes Dämmerungssehen mit einem fast 100%-igen Sehvermögen.

Besonders die antioxidative Wirkung des Vitamin C ist für das Auge von unschätzbarem Wert. Auch lokale Anwendungen bei verschiedenen Bindehautentzündungen, die durch Allergien oder Virusinfektionen entstehen, können mit einer isotonischen Natriumascorbatlösung behandelt werden. Die Lösung ist mehrmals täglich in den Bindehautsack des Auges zu tropfen.

Die heutige Ernährung

Die Ernährung hat sich im Laufe der Jahrhunderte für den Menschen sehr stark zu seinem Nachteil verändert. Die Nahrung unserer Urahnen enthielt wesentlich mehr Vitamine, Mineralien, Spurenelemente und insgesamt weniger Fett. Zucker kam in der Ernährung unserer Urväter fast gar nicht vor. Zum Süßen kannte man nur Honig. Sie aßen mageres Wildfleisch und hatten im Gegensatz zu uns sehr viel Bewegung, weil sie ständig Nahrung suchten. Sie verbrachten so viel Zeit mit Laufen, wie wir heute am Arbeitsplatz mit Sitzen verbringen.

Die heutigen Zivilisationskrankheiten hängen mit unseren falschen Lebensgewohnheiten zusammen. Diabetes mellitus, Bluthochdruck, Herz-Kreislauf- und immunologische Erkrankungen haben wir größtenteils selbst zu verantworten. Die Disziplin, auf gutes Essen zu verzichten, ist für manchen sicherlich problematisch. Leben wir doch heute in einer Wohlstandsgesellschaft, in der ausgiebige „Fressorgien“ mit oft übermäßigem Alkohol- und Tabakkonsum einfach dazu gehören.

Doch die Natur rächt sich. Spätestens ab dem 50. Lebensjahr melden sich plötzlich Erkrankungen, die überwiegend mit unseren modernen Eßgewohnheiten in Zusammenhang gebracht werden müssen.

Heute gibt es keinen Zweifel mehr daran, dass eine Kost, die überwiegend aus tierischen Produkten besteht, Tumorerkrankungen Vorschub leistet. Deshalb sollte jeder ein starkes Augenmerk auf seine Ernährung legen, besonders im Hinblick auf ein Übermaß an tierischen Produkten.

Nachfolgende Erkrankungen entstehen nachweislich durch jahrelange falsche Ernährung:

- Diabetes mellitus (Zuckerkrankheit)
- Herz-Kreislauf-Erkrankungen
- Bluthochdruck
- rheumatische Erkrankungen
- Gefäßveränderungen:
- Krampfadern, Hämorrhoiden,
- Hauterkrankungen:
- Neurodermitis, Psoriasis (Schuppenflechte)
- Allergien
- Magen- und Darmerkrankungen
- Cataract (grauer Star)
- Tumorerkrankungen

Tipps für eine gesunde Lebensführung

Essen Sie...

- ... täglich viel Gemüse, dünsten Sie es nur leicht und ohne Fett.
- ... viel Salat, natur oder nur mit etwas Salz zubereitet.
- ... wenig Süßigkeiten und meiden Sie Zucker, wo es nur geht.
- ... viel Vollkorn- und wenig Weißmehlprodukte.

- ... selten tierische Produkte.
- ... viel Kartoffeln, Nudeln und Naturreis.
- Bei der Zubereitung aller Speisen, sollten Sie sehr sparsam mit Fett umgehen!

Trinken Sie...

- ... wenig Alkohol.
- ... mindestens 3 Liter warmen, schwachen, grünen Tee mit 10 Minuten Ziehdauer und nicht gekühltes Mineralwasser über den Tag verteilt.
- ... wenig Kaffee, denn Kaffee ist ein natürliches Diuretikum (Entwässert den Körper 4x mehr, als ihm zugeführt wird).
- Vermeiden Sie jeglichen Tabakkonsum.
- Bewegen Sie sich ausreichend – d.h. so oft wie möglich – an der frischen Luft.
- Schlafen Sie mindestens 7–8 Stunden pro Nacht.
- Vermeiden Sie langes Sonnenbaden oder Solariumbräune.

Nehmen Sie täglich zusätzlich zu Ihrer Nahrung mitochondriale und orthomolekulare Substanzen ein, die Ihnen Ihr „Arzt des Vertrauens“, zusammenstellt, sofern er hier sachverständig ist.

Welchen Nutzen bringen begleitende Micronährstoff-Therapien? Ist ihr Einsatz in der täglichen Praxis sinnvoll?

Stress, Umweltbelastungen und schlechte Lebensgewohnheiten tragen dazu bei, dass aggressive Substanzen unsere Zellen ständig angreifen. Im Organismus bilden sich vermehrt Freie Radikale. Diese spielen eine wichtige Schlüsselrolle bei der Entstehung von Krankheiten.

Spezielle **Schutzmechanismen**, die sogenannten Radikalfänger = Antioxidantien, haben die Aufgabe, unsere Zellen vor den Freien Radikalen zu schützen. Der Einsatz von antioxidativ wirkenden Micronährstoffen ermöglicht, verschiedene Erkrankungen zu therapieren.

Hierbei handelt es sich um Substanzen der Mitochondrialen- und Orthomolekularen Medizin. Diese neue Therapierichtung befasst sich ausschließlich mit Substanzen (Molekülen), die von Natur aus im menschlichen Organismus vorhanden sind, oder ihm zugeführt werden müssen. Unter ärztlicher Kontrolle wird mit speziellen Micronährstoff-Kombinationen therapiert. Zusätzlich werden je nach Krankheitsbild einzelne Monopräparate in hohen Dosierungen verabreicht.

Ein ausreichendes Maß an antioxidativen Substanzen ist in der Lage, möglichen Schäden vorzubeugen. Die körpereigene Abwehr wird stabilisiert und verbessert. Das endogene (im Körper entstehende), fettlösliche Antioxidanz Ubichinon Coenzym Q10, das in allen Zellmembranen enthalten ist, wird ab dem 40. Lebensjahr vom menschlichen Körper nur noch vermindert synthetisiert.

Deshalb sollte es spätestens dann täglich in höheren Mengen als Monopräparat eingenommen werden. Aber auch bei jungen Menschen kann unter Belastungssituationen ein erhöhter Q10 Bedarf auftreten.

Die antioxidative Wirkung von Vitamin E ist nur in Gegenwart von Q10 und Vitamin C optimiert. Sind diese nicht in ausreichenden Mengen vorhanden, werden aus den Organen – vor allem Herz und Leber – Reserven entnommen. Dieses führt auf Dauer zu einer Veränderung der Zellstruktur und Erkrankungen sind vorprogrammiert. Besonders, wenn Vitamin E zusätzlich als Präparat eingenommen wird, sind höhere Mengen Q10 und Vitamin C gleichzeitig zuzuführen. Die antioxidative Medizin mit Substanzen, die der Körper natürlicherweise aus der normalen Nahrung bezieht, kann Freie Radikale abfangen und unschädlich machen. Man bedient sich hierbei jedoch viel höherer Mengen von Vitaminen und Q10 als man diese durch eine ausgewogene Ernährung aufnehmen würde oder könnte.

Begründer dieser Therapie war Linus Pauling. Micronährstoffe wie Vitamine, Mineralien, Spurenelemente, Amino- und Fettsäuren sollen bei krankhaften Veränderungen die Funktion der einzelnen Körperzellen und des Immunsystems stabilisieren. Zusätzlich scheint Coenzym Q10 die Energiemenge, die den Körperzellen zur Verfügung steht, zu verbessern, in dem es die Mitochondrien, den „Motor" jeder Körperzelle, schützt und den Sauerstoff-Stoffwechsel verbessert. Somit kann die Mitochondriale- und Orthomolekulare Medizin helfen, chronische Erkrankungen günstig zu beeinflussen.

Vitamin C ist das wichtigste wasserlösliche Antioxidanz und bei vielen Abläufen im Körper unverzichtbar. Der menschliche Organismus ist nicht in der Lage, Vitamin C selbst herzustellen oder zu speichern. Daher sind wir auf die tägliche Zufuhr angewiesen. Vitamine braucht man ein Leben lang.

Ein langes und gesundes Leben ohne Vitamine gibt es nicht.

Zusätzliche Micronährstoff-Therapien – begleitend zu konventionellen medizinischen Methoden – können bei folgenden Erkrankungen eingesetzt werden:

- Herzinsuffizienz
- Herzinfarkt
- Gefäßleiden
- Apoplex (Schlaganfall)
- Arteriosklerose (Gefäßsklerose)
- Bluthochdruck (Hypertonie)
- Diabetes Typ I und II
- Allergien
- Hauterkrankungen
- rheumatische Erkrankungen
- Lebererkrankungen

- Pankreatitis (Bauchspeicheldrüsenentzündung)
- entzündliche Darmerkrankungen
- Parkinson
- Alzheimer
- Multiple Sklerose
- Huntingtonsche Erkrankung
- celebrale Parese
- Asthma
- chronisches Müdigkeitssyndrom (CFS)
- psychische Belastung
- Tinnitus
- Probleme in den Wechseljahren
- Krebs
- Aids
- bei Chemo- und Strahlentherapie

Dank meiner langjährigen Praxiserfahrung mit hochdosierten Micronährstoffen habe ich immer wieder festgestellt, dass nicht nur eine Substanz allein, sondern die Kombination von verschiedenen Micronährstoffen im Zusammenspiel eine positive Wirkung im Organismus erzeugt.

Viele Patienten haben die Vorteile dieser sanften Therapie erfahren.

Eine rechtzeitige Einnahme von Micronährstoffen kann die Lebensqualität des Patienten erheblich verbessern.

Meine Beobachtungen der letzten Jahre an vielen meiner Patienten bestätigen mir immer wieder, wie wichtig der Einsatz von hochdosierten Micronährstoffen für die Lebensqualität und Vitalität im Alter ist.

Das Älterwerden

So schön das Älterwerden auch sein mag, bringt es doch jedes Jahr neue kleinere oder größere Erkrankungen.

Geplagte Patienten konsultieren zunehmend den Hausarzt. Jede einzelne Fehlsteuerung des Körpers muss bekämpft werden und erfordert eine Vielzahl von Medikamenten. Der Patient erwartet umgehende Hilfe. Die Ärzte befinden sich in einer Zwickmühle. Schnelles Bekämpfen der Erkrankung fordert meist stark bis sehr stark wirkende Medikamente. Dabei werden wohl des Öfteren die vielen Nebenwirkungen wenig berücksichtigt.

Laut Beipackzettel des Herstellers kommen diese auch sehr selten vor. Die Schrift dieser Informationen ist äußerst klein, so dass besonders ältere Menschen kaum etwas entziffern können. Die Vermutung liegt nahe, dass sie sich über neue Erkrankungen, die von Nebenwirkungen verursacht werden, keine Gedanken machen sollen.

Im Beipackzettel stehen kleingedruckt die Nebenwirkungen, die ja angeblich so gut wie nie vorkommen. Wenn sie aber dennoch unerwartet auftreten und eine qualvolle Tragödie hervorrufen, sind die verordnenden Ärzte sehr überrascht.

Über die Unverträglichkeiten von Medikamenten wird jedoch nur sehr selten berichtet.

Für mich unverständlich gibt es heute noch immer viele sogenannte „Altmedikamente“, die vom Bundesinstitut für Arzneimittel und Medizinprodukte (BfArM) bis jetzt nicht geprüft wurden. Daher dichtet man vielen Arzneien in Deutschland Wirkungseigenschaften an und verheimlicht Risiken. Leider kann der Patient nicht feststellen, ob das verordnete Präparat von der Behörde bereits nach dem neuen Arzneimittelgesetz von 1978 geprüft wurde.

Wer kennt sie nicht, die Probleme des Älterwerdens?

Das Alter kann jedoch auch schöner verlaufen, wenn Vitalität und Gesundheit unseren Alltag prägen.

Dank meiner allgemeinmedizinischen Ausbildung kann ich bestimmte Krankheitssymptome genauer einordnen, als wenn ich mich nur mit der Augenheilkunde beschäftigt hätte.

Den Augenarzt konsultieren überwiegend ältere Patienten, die nicht nur Augenprobleme, sondern oftmals auch andere Erkrankungen im internistischen Bereich aufweisen.

Der Augenarzt sollte bei der Augenhintergrunduntersuchung bereits im Frühstadium allgemeine oder internistische Erkrankungen erkennen. Der Blick ins Auge ist im wahrsten Sinne der Blick ins „Innere“ des Patienten. Das Auge ist ein so hochentwickeltes Organ, dass sich dort Störungen der Körperfunktionen oftmals zuerst bemerkbar machen können.

Hat man das Glück, einen gewissenhaften Doktor gefunden zu haben, können z. B. Gefäßerkrankungen rechtzeitig erkannt werden, bevor der Patient selbst etwas verspürt. So wurde ich hierdurch immer wieder mit allgemeinmedizinischen Problemen konfrontiert.

Der Zufall kam mir zu Hilfe. Vor ca. fünf Jahren lernte ich meinen jungen Kollegen Dr. med. Christian Mang kennen. Er ist ein großer Anhänger der Lehre von Professor Linus Pauling.

Mit dem Kollegen Mang, der als Mediziner heute unter anderem auch wissenschaftlich tätig ist, erweiterte sich der Einsatzbereich in der Mitochondrialen- und Orthomolekularen Medizin in allgemeinmedizinisch-internistischen Richtung.

Plötzlich hatten meine Patienten, die oftmals von weither anreisen, einen weiteren kompetenten Ansprechpartner, der unter Berücksichtigung der begleitenden Micronährstoff-Therapie Medikamenten-Probleme wie z.B. Dosierung, Nebenwirkungen, Unverträglichkeiten in harmonischer Ergänzung beider Therapierichtungen zu kombinieren vermag.

Aus diesem Grunde, entschlossen wir uns zu einer Praxisgemeinschaft, um die Versorgung und Behandlung der Patienten zu optimieren.

Schulmedizin und andere Heilverfahren

In diesem Teil des Buches möchte ich Sie, liebe Leserinnen und liebe Leser, intensiver darüber aufklären, welchen Sinn Medikamente und Micronährstoffe haben.

Dr. Mang arbeitete einige Jahre im internistisch-allgemeinmedizinischen Bereich. Die umfangreichen Erfahrungen, die er dort sammeln konnte, fließen heute in seine Sprechstunde ein. Wir arbeiten beide als Schulmediziner und bedienen uns der erfolgversprechenden Therapie mit Micronährstoffen der Mitochondrialen- und Orthomolekularen Medizin. Diese schulmedizinisch-naturheilkundliche Therapierichtung ist in Amerika bereits lange anerkannt. Aber auch hierzulande beginnt sie sich immer häufiger in fast allen Fachbereichen der Medizin zu etablieren.

Dies erspart mögliche Nebenwirkungen!

Es ist einleuchtend, dass Substanzen, die in der Natur bzw. in der *richtigen* Nahrung vorkommen, den Körper nicht schädigen. Die meisten Medikamente, die es auf dem Arzneimittelmarkt gibt, sind eigentlich Fremdstoffe für den Körper, teilweise sogar Giftstoffe. Selbst als Mediziner kann man sich vor den schlimmen Nebenwirkungen eines Medikamentes nicht schützen, wie ich Ihnen bereits schilderte.

Dass ich mich heute bester Gesundheit und Vitalität erfreue, ist ein schlagender Beweis für die Richtigkeit, damals den Mut für einen neuen medizinischen Weg aufgebracht zu haben.

Bei der Gelegenheit möchte ich jedoch betonen, dass der Patient auf keinen Fall ein Medikament eigenständig reduzieren oder gar absetzen soll. Sicherlich hat Ihnen Ihr Arzt Ihres Vertrauens das Präparat nach bestem Wissen und Gewissen verordnet und hofft auf keine Nebenwirkungen.

Wegen der heutigen Apparatemedizin bleibt das ärztliche Gespräch vielfach auf der Strecke. Hierdurch gehen häufig wichtige Informationen verloren, die dem Arzt bei der Diagnosestellung entscheidend geholfen hätten.

Viel schlimmer ist aber, dass der Patient oft gar nicht ausreichend über seine Behandlung informiert wird. Vermutlich legt er auch in vielen Fällen keinen Wert darauf.

Jeder tut gut daran, kritisch zu sein und nicht vertrauensselig seinem behandelnden Arzt alle Entscheidungen zu überlassen. Die Angst vor Nebenwirkungen ist aber jederzeit berechtigt. Es werden oft Medikamente verordnet, von denen viele Gefahren und Unverträglichkeiten ausgehen, wie auch in den Medien immer häufiger berichtet wird.

Zur Ausübung der ärztliche Kunst gehört, die Gefahren für den Patienten durch eine Behandlung so minimal wie möglich zu halten.

Die große Kunst ist die Auswahl der geeigneten Therapie

Der behandelnde Arzt hat die Pflicht, größte Sorgfalt bei der Auswahl der therapeutischen Möglichkeiten walten zu lassen. Im Falle stärkerer Medikamente ist der Patient darüber aufzuklären, dass die spezielle Arznei wirklich notwendig ist. Berücksichtigt man verschiedene Konzepte, eröffnet sich die große Chance einer Kombination von althergebrachter Schulmedizin und Mitochondrialer und Orthomolekularer Medizin.

Soweit wir nur können, versuchen wir in unserer Praxisgemeinschaft, den für die Patienten ungefährlichsten Weg zu gehen.

Was kann ungefährlicher und damit vorteilhafter sein, als die großen Heilkräfte zu wählen, die wir uns durch eine optimale Ernährung zunutze machen können. Aus diesem Grunde sind wir Anwender der **Mitochondrialen- und Orthomolekularen Medizin!**

Mit diesem Therapieverfahren versuchen wir zunächst die **vielfältigen regenerativen Kräfte** unseres Körpers neu anzuregen und die **Selbstheilungsfähigkeit des Körpers** zu aktivieren. Nur ein Körper, der alle Vitalstoffe in ausreichender Menge zur Verfügung hat, kann auch optimal funktionieren. Nach diesen Grundlagen, werden die Medizinstudenten schon sehr früh ausgebildet.

Wie oben beschrieben müssen bei bestimmten Erkrankungen rein schulmedizinische Arzneimittel angewendet werden. Die Menge der bewusst verabreichten „Giftstoffe" ist so gering wie möglich zu halten. Jetzt bietet uns die Mitochondriale- und Orthomolekulare Medizin eine wertvolle Hilfe. Die Dosis der nebenwirkungsintensiven Medikamente kann geringer ausfallen. Weil einige Substanzen, wie z. B. das Coenzym Q10, bestimmte Medikamente in ihrer Wirkungsintensität verstärken können und damit logischerweise das Medikament auf die Menge bezogen reduziert wird, führt das automatisch zu weniger Nebenwirkungen.

Als Beispiel kann der Blutdruck gelten. Die Micronährstoffe, die wir zur Nahrungsergänzung empfehlen, haben bei langfristiger Einnahme einen günstigen Effekt auf die Dehnbarkeit der Blutgefäße. Sind diese verhärtet (Arteriosklerose), dann ist auch meistens der Blutdruck hoch. Beugt man mit optimierter Ernährung (also Nahrungsergänzung mit Vitalstoffen und Vitaminen) der Arteriosklerose vor, so reicht das oft aus, um den Gefahren des Blutdruckanstieges vorzubeugen.

Aber auch bei bestehender Bluthochdruckerkrankung kann die Gefäßsituation im Körper günstig beeinflusst werden, so dass die Elastizität des Kreislaufsystems sich wieder verbessert. Dadurch kann es gelingen, die zusätzliche Einnahme von blutdrucksenkenden Medikamenten möglichst gering zu halten. Der Patient benötigt weniger Medikamente und die möglichen Nebenwirkungen werden folglich geringer, wie ich oben erläuterte.

Vitalstoffe als Therapiekonzept

Bei der Behandlung aller Erkrankungen nutzen wir die hilfreichen Effekte einer sinnvollen Nahrungsergänzung. Unser Körper verfügt über ein ausgeklügeltes System verschiedener Abwehrmechanismen gegen Erkrankungen. Um diesen Mechanismus aufrecht zu halten, benötigt er täglich eine ausreichende Zufuhr von Antioxidantien.

Werden dem Körper aus einseitiger, ungesunder, moderner Mangelernährung verschiedene Vitamine, Mineralstoffe, Spurenelemente, lebenswichtigen ungesättigten Fette und Eiweißbausteine nur wenig zugeführt, entstehen auf Dauer chronische Erkrankungen, die wir bei rechtzeitiger Einnahme verhindern könnten.

Belastungen, wie z. B. beruflicher, psychischer und familiärer Stress, verbrauchen eine Vielzahl von Antioxidantien zur Neutralisierung dieses oxidativen Stresses im Körper. Tägliche Genussgifte wie Kaffee, Alkohol, Süßigkeiten, fettreiche Nahrung und das Rauchen schädigen die Gesundheit. Die Folgen dieser Genusssünden bemerkt man leider erst dann, wenn Schäden wie Bluthochdruck, Apoplex (Schlaganfall), Herzprobleme, Diabetes mellitus, Arthrosen, Leberzirrhose, chronische Bronchitis usw. aufgetreten sind.

In einem solchen Stadium sind die Selbstheilungskräfte des Körpers völlig verbraucht. Das hochgradig geschwächte Immunsystem kann die zur Bekämpfung der Erkrankung notwendig gewordenen Medikamente dann oft nicht zu ihrer gewünschten Wirkung bringen.

In dieser Situation ist es von größter Wichtigkeit, das Immunsystem zu reaktivieren. Nur mit einer täglich ausreichend hohen Zufuhr von Antioxidantien kann dieses Ziel erreicht und eine Umkehr bewirkt werden.

Bei Rauchern tritt durch die eingeatmeten Noxen des Tabaks ein erheblicher Mangel an Vitamin C auf. Jede Inhalation des Zigarettenrauches verursacht die

Freisetzung zahlloser Freier Radikale. Hierdurch werden alle Organe stark belastet. Deshalb benötigt der Raucher 4 x mehr Vitamin C als der Nichtraucher.

Jeder, der nicht auf das Rauchen verzichten möchte, sollte täglich mindestens 3.000–5.000 mg retardiertes Vitamin C einnehmen.

Freie Radikale – die Wurzel allen Übels im Innern des Körpers und an der Haut

Was für die Schädigungen am Auge gilt , trifft natürlich auch auf den Rest des Körpers zu. Freie Radikale entstehen durch die verschiedensten Ursachen. Akute und chronische Krankheiten schwächen unseren Körper. Entzündungsprozesse sind *immer* mit dem Auftreten von Freien Radikalen verbunden.

Schwermetalle, Schadstoffe in der Luft, Spritzmittel an Obst und Gemüse und andere Umweltgifte lösen das Entstehen Freier Radikale aus. UV-Strahlung und Freie Radikale schädigen die Erbsubstanz in der Haut. Wir werden äußerlich älter, die ursprünglich jugendlich-glatte und elastische Haut wird faltig und unschön.

Ähnlich wie bei der Haut machen sich die Freien Radikale ebenfalls in unserem Körperinnern bemerkbar. Wir bekommen dort zwar keine Falten, aber die Funktion unserer Organe wird im Laufe des Lebens schlechter, gerade weil Schädigungen eingetreten sind. Wurden sie nicht wieder einwandfrei repariert, lag das an unseren überbeanspruchten Selbstheilungskräften.

Funktionieren die Organe schlechter, leidet darunter der ganze Organismus, also der Mensch.

Aber warum passiert das? Was ist die Ursache dafür? Dazu muss man sich den kleinsten Baustein des Lebens betrachten, die einzelne Körperzelle. Jedes Organ besteht aus Hunderttausenden von Zellen, die letztlich die Funktion des Organs erfüllen. Diese Zellen, die nur unter dem Mikroskop erkennbar sind, sind funktionierende Einheiten, die aber nur so lange funktionieren, solange sie nicht geschädigt sind.

Kommen durch die verschiedensten Ursachen im Körper Freie Radikale zum Zuge, greifen sie die Zellen in ihrer Grundstruktur an. Es kommt eine Art Domino-Effekt zustande. Ein Freies Radikal schädigt die Zelle an einer Stelle. Dadurch wird diese Stelle selber zu einer unkontrollierbaren Region und gibt die zerstörerische Kraft an die Nachbarschaft ab. Benachbarte Strukturen werden immer weiter geschädigt. Wie bei einer Kettenreaktion.

Dieser Schädigungsvorgang kann nur unterbrochen werden, wenn die Schutzmechanismen des Körpers aktiv wirken. Viele Substanzen spielen dabei eine wesentliche Rolle. Die bekanntesten sind Vitamin C und Coenzym Q10. Die Abwehrkräfte des Körpers, die er gegen die Freien Radikalen verwendet, werden als „antioxidatives Schutzschild“ bezeichnet.

Was bewirken Antioxidantien bei internistisch-allgemeinmedizinischen Erkrankungen?

Mein Partner Dr. Mang überlegte lange, wie er seinen Patienten an einem Beispiel die antioxidative Schutzwirkung von Vitamin C und Coenzym Q10 im Körper verdeutlichen könnte.

Zu seiner hochdosierten Nahrungsergänzung, die er bereits seit seinem 25. Lebensjahr konsequent und dauerhaft durchführt, um seinen Körper so gut wie möglich zu schützen, isst er viel Obst und Gemüse. Er erzählte mir, dass er beim Schreiben eines wissenschaftlichen Berichtes so vertieft gewesen war, dass er den angebissenen Apfel auf seinem Schreibtisch liegen gelassen und vergessen hatte.

Stunden später betrachtete er den Apfel, de an dieser Bissstelle unschön, braun und unappetitlich aussah. Da kam ihm die Idee. Dr. Mang strich etwas Vitamin C darauf, wo die kleinen Zellen des Apfels geschädigt worden waren. Durch den Sauerstoff aus der Luft oxidiert, war er braun und unansehnlich geworden. Er hatte die Vitamin C-Tablette noch nicht richtig über die Schnittstelle gerieben, da verwandelte sich das Fruchtfleisch sofort wieder in seinen hellen und frischen Zustand.

Was war geschehen?

- Die Veränderung am Apfel – die **Oxidation** – war durch das Vitamin C sofort gestoppt und wieder rückgängig gemacht worden.

- Das Vitamin C hat in diesem Falle den Zellen ihre ursprüngliche Farbe und Frische wieder verliehen.
- Das Vitamin C wirkte als Antioxidanz und hat somit der schädigenden Oxidation entgegenwirkt.

Wie am Beispiel des Apfels verdeutlicht, geschehen ähnliche Prozesse auch in unserem Körper. Mit Hilfe von Vitamin C und Coenzym Q10 wird gegen die schädigende Wirkungen der Freien Radikalen angekämpft. Diese verändern ja die Zellstrukturen durch oxidative Schädigung. Je besser die Versorgung des Körpers durch gesunde Nahrung und zusätzliche, sinnvolle Nahrungsergänzung gewährleistet wird, desto besser funktioniert dieser Zellschutz.

Vitamin C

Das Geheimnis des Lebens auf der Erde ist das Wasser. Auch der Mensch besteht – mit allen Körperflüssigkeiten und Gewebswasser – zu 70% aus Wasser.

Vitamin C ist ein wasserlösliches Vitamin und es wirkt antioxidativ. Dadurch erklärt sich seine wichtige Rolle beim Schutz des Körpers vor Freien Radikalen. Es schwimmt im Körperwasser frei umher und kann sofort dort, wo aggressive Substanzen entstehen, seine schützende antioxidative Wirkung entfalten. Dass die Ascorbinsäure (wie Vitamin C auch genannt wird) ein Vitamin ist, heißt, dass der Körper es nicht selbst herstellen kann. Es muss in Form von Nahrung und zusätzlicher Nahrungsergänzung in retardierten Tabletten täglich eingenommen werden.

In der Evolution hatten die Vorfahren der Menschen ursprünglich die Fähigkeit, Vitamin C im Körper bei Bedarf selbst herzustellen und waren dadurch natürlich gut geschützt. Säugetiere hingegen können nach wie vor Vitamin C in ihrem Körper herstellen, z.B. die Katze. Man vermutet, dass dies einer der Gründe ist, warum Katzen extrem selten an Krebs erkranken.

Im Laufe der Evolution hat der Mensch leider die Fähigkeit verloren, Vitamin C im Körper bei Bedarf zu produzieren, weil der Urmensch nur *unveränderte* Nahrung aufgenommen hat: Obst, Beeren, Knollen, die nicht mit Insektiziden und Pflanzenschutzmitteln belastet waren, ab und zu rohes Fleisch, das sehr, sehr viel Vitamin C enthält. Dadurch war die Vitamin C-Versorgung des Körpers von außen so gut, dass der Mensch als eines der wenigen „Säugetiere" im Laufe der Zeit auf die Vitamin C-Produktion im eigenen Körper verzichten konnte.

Leider ist diese verlorene Fähigkeit nicht mehr wieder zu erwerben, so dass wir heute bei der Zufuhr von einem ausreichenden Vitamin C-Schutz nur auf unsere Nahrung und auf eine Nahrungsergänzung angewiesen sind.

Heute können wir die unbehandelte Kost des Urmenschen nicht mehr essen. Die heutigen Nahrungsmittel sind industriell aufgearbeitet, verändert, künstlich und zu früh gereift, geschmacksverstärkt, mit Konservierungsstoffen und Lagerung im Kühlhaus haltbar gemacht.

Selbst viele Obst und Gemüsesorten, die ja eine Garantie für Gesundheit sein sollen, müssen mit Bedacht ausgewählt werden. Reste von Spritzmitteln und Schwermetallen belasten diese an sich eigentlich ja gesunden Lebensmittel. Man braucht nur an die Tausende Kilometer schwermetallverseuchter Ackerböden entlang der Autobahnen zu denken. Ackerbau wird bei uns in Deutschland bis an die unmittelbare Nähe der Strassen betrieben. Der Verbraucher kann der angebotenen Ware nicht ansehen, wo sie gewachsen ist: enweder an der Autobahn oder mitten auf dem Feld.

Selbst bei einem maximal möglichen Verzehr von nicht belastetem Obst und Gemüse ist es unmöglich, die Mengen zu verspeisen, die eine vorbeugende und therapeutische Wirkung im Organismus bewirken.

Ich versichere Ihnen, wenn Sie täglich zusätzlich Micronährstoff-Pillen in der idealen Dosierung und unter *ärztlicher* Beratung einnehmen, werden Sie über einen konstanten und ausreichenden antioxidativen Schutz im Körper verfügen.

Hinzu kommt eine Fehlinformation über den Wert verschiedener Obstsorten.

Zitrusfrüchte enthalten gar nicht soviel Vitamin C wie man gemeinhin denkt. Sie haben den Nimbus des Wertvollen, weil sie ganz früher fast unerreichbare exotische Früchte waren. Wer aber einmal im Leben im Dezember, wenn die Orangen reifen, in Spanien eine solche Frucht direkt vom Baum gegessen hat, der weiß, wie aromatisch und ausgereift diese Obstsorte sein kann. Was man bei uns zu kaufen bekommt, sind größtenteils unreif geerntete, spritzmittelbelastete, notreife Früchte ohne besonderes Aroma und erst recht ohne ausreichenden Vitamingehalt. Paprika ist extrem Vitamin C-haltig, aber auch hier sind Rückstände von hochgradiger Spritzmittelbelastung zu finden, wie kürzlich über einen diesbezüglichen Skandal in den Medien berichtet wurde.

Sie müssen nicht unbedingt exotische Früchte kaufen. Unsere einheimische Früchte, besonders robuste, nicht überzüchtete Sorten besitzen einen hohen Vitaminspiegel. Kaum jemand weiß, dass z. B. die Kartoffelknolle sehr viel mehr Vitamin C enthält als viele Obstsorten. Selbst im gekochten Zustand bleibt davon noch ein guter Teil übrig. So ist die Kartoffel nicht nur ein wertvoller Kohlenhydratspender, sondern ein wichtiger Vitamin C-Speicher. Aber rohe Kartoffelknollen sind nicht unbedingt die Ernährungsgrundlage der zivilisierten Welt.

Warum Vitamin C als Tablette mit Langzeit-Wirkung?

Es bleibt natürlich die Frage, warum Mediziner empfehlen, neben Obst und Gemüse auch Vitamin-Tabletten einzunehmen. Gerade wo doch Tabletten so einen schlechten Ruf in der Bevölkerung genießen. Egal, was darin enthalten ist.

Dazu muss man einige Dinge erklären, um den medizinischen und gesundheitsvorbeugenden Sinn einer gezielten Nahrungsergänzung zu verstehen. Wenn man das Gewicht und die Muskelmasse eines Menschen berücksichtigt, würde er im Vergleich zu den

Säugetieren am Tag fünf Gramm und mehr Vitamin C produzieren. Vorausgesetzt, dass es noch im Körper selbst hergestellt würde. Diese fünf Gramm sind ein Vielfaches höher als der empfohlene Richtwert.

Die Richtwerte wurden aber willkürlich festgelegt, als man zur letzten Jahrhundertwende die Bedeutung der Vitamine erkannte. Man legte gerade *die* Menge als Grenzwert fest, die den **Skorbut**, die Vitamin C-Mangel-Krankheit der Seefahrer, vermeidet. Nur ist der Skorbut ein Zustand kurz vor dem Tod. Wenn man ihn gerade so verhindert, heißt das noch lange nicht, dass man den wirklich gesunden Wert für Vitamin C gefunden hat.

Der zweifache Nobelpreisträger Professor Linus Pauling hat die Empfehlung von drei bis fünf Gramm und mehr als Tagesdosis biochemisch kalkuliert und an diesen realistischeren Werten orientiert sich die Orthomolekulare Medizin.

Jetzt wird man sagen, es sei ja ein leichtes Spiel, soviel Vitamin C einzunehmen. Man könnte ja einfach morgens einen gehäuften Tee-Löffel davon als Pulver einnehmen und hätte für den Tag genug. Aber weit gefehlt! Gerade, weil Vitamin C so extrem gut wasserlöslich ist, würde es in Pulverform dem Zahnschmelz schaden, die Magenschleimhaut reizen und einer Gastritis Vorschub leisten. Die Pulverform wird sehr schnell vom Blut aufgenommen (mit einem unvernünftig hohen Spiegel im Blut) und ähnlich schnell über die Nieren ausgeschieden. Dadurch ist es für den

Körper verloren und könnte die Nierenfunktion belasten.

Beim Tier herrschen immer ziemlich gleichmäßige Vitamin C-Spiegel im Blut. Um diese wichtige Voraussetzung für einen einwandfreien Schutz des Körpers auch für den Menschen ermöglichen zu können, hat man spezielle Vitamin C-Präparate entwickelt. Es handelt sich dabei um Tabletten, die das Vitamin C ganz langsam und gleichmäßig an den Körper abgeben, die sogenannten Retard- oder Depot-Tabletten. Sie haben den entscheidenden Vorteil gegenüber dem reinen losen Vitamin C-Pulver, dass der Magen nicht belastet wird und dass man nicht die oben beschriebenen Schwankungen des Vitamins im Blut auslöst und die Nieren nicht belastet werden.

Der Körper wird über vier bis sechs Stunden mit dem wichtigen wasserlöslichen Schutzfaktor versorgt. Nimmt man drei- bis viermal täglich eine Dosis von ca. ein bis zwei Gramm Vitamin C als Retardtablette zu sich, hilft man dem Körper, genauso gut geschützt zu sein wie bei den Säugetieren, die in ihrem Körper die Vitamin C-Produktion dem Bedarf anpassen.

Warum braucht man zusätzlich zu Vitamin C noch Coenzym Q10 zur Vorbeugung und bei Erkrankungen?

Im vorherigen Kapitel wurde beschrieben, dass wir zu ca. 70% aus Wasser bestehen und dass Vitamin C dieses Körperwasser ausreichend schützt. Was ist aber mit den restlichen 30%? Unser gesamter Körperbau setzt sich aus den Körperzellen zusammen. Diese sind von Gewebsflüssigkeit oder Blut umgeben und enthalten auch in ihrem Inneren wichtige Salzlösungen. Die Hülle, also die Struktur einer jeden Körperzelle, ist jedoch eine hauchdünne, fettige Membran. Diese Membranen gewähren den Körperzellen Schutz und Stabilität und ermöglichen erst die Funktion einer Körperzelle. Auch hier gilt wieder: Funktionieren die Zellen, dann funktionieren auch die Organe, und funktionieren die Organe, geht es dem Gesamtorganismus gut, also dem Menschen. Es ist logisch, dass eine Störung der Zellfunktion je nach Ausmaß vielfältige Beeinträchtigungen des Allgemeinbefindens bis hin zur schweren Erkrankung nach sich ziehen kann.

Oxidative Prozesse können nun aber die Zellen angreifen und in einer Kettenreaktion sehr stark schädigen, wenn nicht ausreichende Schutzmechanismen ausgebildet sind. Vitamin C fängt ja nur die Freien Radikale, die in den Gewebeflüssigkeiten schwimmen. Was passiert aber, wenn die aggressiven Substanzen die Zelle direkt angreifen?

Da die hochempfindlichen Zellhüllen, die Membranen, aus fettigen Anteilen bestehen, kann Vitamin C dort nur wenig ausrichten. Es ist wasserlöslich und Wasser wird bekanntlich von fettigen Strukturen abgestoßen. Das wäre so, als wolle man eine Vitamin C-Lösung auf unserer Haut wirken lassen und man hoffte dabei auf ein Eindringen des Vitamin C in die Haut. Das funktioniert jedoch nicht. Die Vitamin C-Lösung würde von der Haut abperlen und mit der Flüssigkeit würde auch das Vitamin C abperlen. Es könnte also die Haut selber auf diesem Wege nicht schützen.

Renommierte Hersteller von medizinischen Cremes und die Kosmetikindustrie haben das schon lange erkannt. Deshalb gehen sie auf anderem Wege vor.

Es ist bekannt, dass ein wichtiger Vitalstoff, das Coenzym Q10 (Ubichinon), vor Hautalterung schützt. Hautalterung ist ja nichts anderes als eine langsam stärker werdende Schädigung der einzelnen Hautzellen. Coenzym Q10 hat den großen Vorteil einer fettigöligen Struktur. Dadurch kann es beim Auftragen auf die Haut, im Gegensatz zum Vitamin C, mit Leichtigkeit in die tieferen Hautschichten eindringen und bettet sich in die Zellmembranen der einzelnen Zellen. Coenzym Q10 ist genauso wie Vitamin C sehr stark antioxidativ wirksam und schützt damit direkt auf der Ebene des kleinsten Bausteins des Lebens, also die Zelle an sich.

Das, was bei der Haut funktioniert, ist natürlich auch auf das Körperinnere übertragbar. Nimmt man Coenzym Q10 in Form von Kapseln als Nahrungsergänzung ein, hat man die Möglichkeit, dem Körper diesen wichtigen Schutzfaktor gezielt zuzuführen. Anteile von Q10 finden sich ähnlich wie bei Vitamin C auch in der Nahrung. Aber da die Nahrung leider nicht völlig naturbelassen ist, reicht die damit aufgenommene Q10-Menge oft nicht aus. Der Körper kann auch in einer geringen Menge Q10 selbst herstellen, was die Wichtigkeit des Stoffes unterstreicht.

Sowohl bei der Gesundheitsvorbeugung als auch bei Erkrankungen empfehle ich eine zusätzliche Einnahme **nur eines Monopräparates** von 100 bis 400 mg Coenzym Q10 täglich im Sinne einer gezielten Nahrungsergänzung. Da Coenzym Q10 ein Naturstoff ist, den der Körper kennt, sind keine wesentlichen Nebenwirkungen in dieser Dosierung zu erwarten. Die gewünschte Wirkung, nämlich den Schutz der Körperzellen zu gewährleisten, wird in diesem Dosisbereich sichergestellt.

Begleitende Micronährstoff-Therapien der Mitochondrialen- und Orthomolekularen Medizin bei Herz-Kreislauf-Erkrankungen

Bei vielen Erkrankungen kann mit Micronährstoffen sinnvoll therapiert werden. Doch immer noch wollen es viele praktizierende Ärzte nicht wahr haben, dass Vitalstoffe eine heilende und schonende therapeutische Wirkung besitzen. Aber es gibt auch wissbegierige und für diese neue Richtung sehr aufgeschlossene Mediziner, die dem Wunsch des Patienten entsprechen und bereit sind, zusätzlich zu ihrer Therapie Micronährstoffe begleitend einzusetzen.

Ein Patient hatte einen Herzinfarkt erlitten und lag auf der Intensivstadion eines großen, bekannten Krankenhauses. Sein Zustand war sehr kritisch. Eine Freundin berichtete seiner Ehefrau über diese neue Therapie. Die Ehefrau fragte daraufhin die behandelnden Ärzte, ob sie es zuließen, dass ihr Ehemann zu seinen Medikamenten die Micronährstoffe einnehmen dürfe. Diese hatten zwar gehört, dass in den USA solche Therapien durchgeführt würden, hatten aber bislang keinen Patienten kennengelernt, der von einer solchen Behandlung Gebrauch machen wollte. Die Ärzte stimmten einer zusätzlichen Einnahme von hochdosierten Vitalstoffen bei dem Patienten zu und baten mich um einen entsprechenden Therapieplan mit Angabe der Substanzen.

Da diese hochdosierten Substanzen nur in ärztlich geführten Gesundheitsinstituten abgegeben werden, erhielt daher die Ehefrau die für ihren Gatten notwendigen Präparate von einem speziellen Institut.

Der Patient bekam eine hohe Dosierung Q10 Monopräparat, retardiertes Vitamin C, hefefreies Selen und eine spezielle ergänzend bilanzierte Diät für das Herz, in der besonders hohe Aminosäuren und andere Substanzen enthalten sind. Sein sehr kritischer Zustand verbesserte sich angesichts zusätzlicher Einnahme dieser Micronährstoffe offenkundig. Bereits nach 14 Tagen verließ er das Krankenhaus.

Noch heute – Jahre danach – schluckt er täglich seine „Pillen aus der Natur“, führt ein normales Leben und trotzt den alltäglichen Belastungen.

Eine andere junge Patientin, Raucherin, die seit Jahren die Antibaby-Pille nahm, erlitt im 43. Lebensjahr einen sehr schweren Herzinfarkt. Auf der Intensivstation erhielt sie die oben bereits beschriebenen Substanzen. Auch sie verließ das Krankenhaus schon nach 14 Tagen. Den anschließenden Aufenthalt in einer Rehabilitationsklinik lehnte sie ab, weil sie sich völlig genesen fühlte und lieber im Garten ihres neuen Hauses arbeitete. Sie hörte auf zu rauchen und veränderte ihre Lebensführung, in dem sie unverzüglich auf eine vegetarische Kost umstellte. Nach sechs Wochen war sie wieder arbeitsfähig und erfreut sich immer noch bester Gesundheit.

Mit nachfolgendem Beispiel möchte ich Ihnen verdeutlichen, welche Wirkungen entstehen, wenn ein Kardiologe die Einnahme von Micronährstoffen untersagt, weil diese angeblich keinerlei Bedeutung in der Therapie hätten.

Dieser Patient wurde ophthalmologisch von mir betreut und erzählte mir, das er zunehmend starke Beschwerden bezüglich seiner Herzleistung in Form von Angina pectoris-Anfällen hätte. Er fragte mich, ob die Micronährstoffe eine Besserung seines Allgemeinbefindens bewirken könnten. Da ich aus meinen eigenen Erfahrungen sehr viel gelernt hatte, riet ich ihm zu einem Versuch.

Micronutritiven Substanzen werden bei Patienten mit Herzmedikation anfänglich einschleichend (in langsam steigender Konzentration) verordnet. Als der Patient eine leichte Besserung spürte, erhöhte ich die Dosis von Coenzym Q10 und Vitamin C. Die ergänzende bilanzierte Diät für das Herz konnte in gewohnter Weise weiter eingenommen werden.

Als die Tagesdosis Q10 auf 300 mg gesteigert wurde, konnte er im rheinhessischen Bergland mühelos spazieren gehen, ohne dabei wegen Luftnot stehen bleiben zu müssen. Sein Zustand war so stabil geworden, dass er wieder in der Lage war, mit seinen Kameraden kleinere Radtouren und längere Spaziergänge zu unternehmen.

Nach 1 1/2Jahren suchte er zu einer Routineuntersuchung einen Kardiologen auf und berichtete diesem, aus welchen Gründen es ihm heute so gut ging. Dieser schüttelte nur den Kopf und meinte: „Ihr Augenarzt soll sein Wissen in seiner Praxis anwenden und sich aus der Herztherapie heraushalten.“ Übrigens habe er, der Kardiologe, noch nie etwas von Ubichinon Coenzym Q10 gehört. Wenn diese Substanz so wirkungsvoll sei, wie behauptet würde, hätte die medizinische Presse schon oft von diesem „Wundermittel“ berichtet. Es wäre alles nur Geldmacherei, zumal diese Substanzen teuer sind. Auch Vitamin C könnte der Körper in solchen Mengen gar nicht aufnehmen. Es reiche aus, wenn man täglich einen Apfel äße, um die erforderliche Vitaminmenge zu erhalten, aber gut kauen sei wichtig!

Da es meinem Patienten herzmäßig gut ging, folgte er dem Rat seines Kardiologen und nahm fortwährend keine zusätzlichen Micronährstoffe mehr ein.

Nach acht Wochen rief der „Unglückliche“ bei mir an und klagte, wie schlecht es ihm plötzlich ginge. Seine Luftnot war so groß, dass er längere Wegstrecken überhaupt nicht mehr zurücklegen könne, obgleich er alle verordneten Medikamente des Kardiologen schlucke. Er erzählte mir, dass er vor acht Wochen abrupt seine Micronährstoffe auf Empfehlung seines

Arztes abgesetzt, allerdings täglich den empfohlen Apfel gegessen habe.

Welche Gründe haben diesen Kardiologen dazu bewogen, dem Patienten Substanzen abzuempfehlen, von denen er offensichtlich noch nie etwas gehört hatte?

War es die Erkenntnis, dass er es nicht hinnehmen wollte, dass diese Naturpillen eine größere Effektivität hatten als seine verordneten Medikamente? Oder die Überlegung, dass diese neue Therapieart für ihn wirtschaftliche Nachteile habe, da der Patient ihn nicht mehr so häufig konsultieren müsse?

Im Laufe der Jahre habe ich seitens der Kollegen – hinsichtlich meiner neuen Behandlungsweise – sehr viele Anfeindungen erlebt und das beweist mir immer wieder, dass ich den richtigen Weg zum Wohle der Patienten eingeschlagen habe. Hat die Volksmeinung: „Wo viel Feind, da viel Ehr" doch einen tiefen Sinn?

Denn gibt es für den Arzt aus Berufung etwas Schöneres, als einen gesunden und zufriedenen Patienten?

Ich riet dem Patienten, mit der begleitenden Micronährstoff-Therapie wie anfänglich wieder neu zu beginnen.

Bereits nach kurzer Zeit ging es ihm gesundheitlich so gut, dass er mit seinen Freunden wieder Wanderungen und Radtouren unternehmen konnte. Von der Empfehlung des Kardiologen ist er sehr enttäuscht.

Eigenartigerweise handelt es sich um den gleichen Facharzt, der mir antiarrhythmische Medizin verordnet hatte, an deren Nebenwirkungen ich beinahe das Zeitliche gesegnet hätte.

Vitalstoffe sollten nie abrupt abgesetzt werden!

Die Mitochondriale- und Orthomolekulare Medizin nutzt ausschließlich Substanzen, die sowohl in der Nahrung als auch in unserem Körper ganz natürlich vorkommen. Das orthomolekulare Prinzip, nämlich die Beeinflussung von Körperfunktionen und Erkrankungen durch Änderungen der Konzentrationen körpereigener Substanzen, ist seit langem in der Medizin bekannt, jedoch in unserem Lande nur sehr wenig angewandt.

Chronische Erkrankungen entwickeln sich über einen langen Zeitraum und sind deshalb nicht mit kurzzeitigen therapeutischen Maßnahmen oder zeitlich begrenzten Kuranwendungen in den Griff zu bekommen. Eine optimale Wirkung der mitochondrialen- und orthomolekularen Substanzen lässt sich nur bei regelmäßiger Langzeitanwendung in hoher Dosierung erzielen, wie meine jahrelangen Erfahrungen bestätigen.

Ich erlebe es immer wieder, wie Patienten durch Unkenntnis der behandelnden Ärzte verunsichert werden und meine Therapie abrupt absetzen. An den geschilderten Beispielen, erkennen Sie, liebe Leserinnen und liebe Leser, dass der verbesserte Gesundheitszustand der Betroffenen nach Weglassen dieser Substanzen aus der Natur sich rapide verschlechtert.

Somit ist einsichtig, dass diese Substanzen, wenn sie in der richtigen Dosierung und unter ärztlicher Anweisung täglich erfolgen, das antioxidative Wirken im Körper so optimal potenzieren, dass die Selbstheilungskräfte wieder in ein harmonisches Gleichgewicht gebracht werden.

Begleitende Micronährstoff-Therapie bei CFS-Chronic-Fatique-Syndrom (Chronisches Müdigkeits-Syndrom)

Die konventionelle Medizin ist bei der Therapie des CFS weitgehend machtlos. Der Patient muss sich einer Vielzahl von Untersuchungsmethoden unterwerfen, um dann zu erfahren, dass er organisch und psychisch nicht erkrankt sei, sich aber dennoch miserabel fühlt. Aber gerade das sei leider angeblich nicht therapierbar. Die im oxidativen Stress liegenden Ursachen werden bedauerlicherweise oft übersehen.

Die verminderte Energiebereitstellung der Mitochondrien reduziert die Belastungstoleranz des Patienten. Das bewirkt ursächlich die Symptomatik beim **CFS-Chronic-Fatique Syndrom.**

Mit der Mitochondrialen- und Orthomolekularen Medizin ist man heute in der Lage, an CFS leidende Patienten wieder den normalen Tagesrhythmus zu ermöglichen. Mitochondrien sind die Hauptkraftwerke unserer Zellen und äußerst verletzbar. Mangels eines Reparatursystems sind die beschädigten Mitochondrien nicht mehr regenerierbar. Die Folge sind degenerative Erkrankungen, zu denen auch das CFS zählt. Der wesentliche Schutz- und Energiefaktor für die Mitochondrien ist das **Ubichinon Coenzym Q10**. Weltweite Studien zeigen, dass es bisher die einzige Substanz ist, die das bioenergetische Defizit zu beheben vermag.

Vor einer Behandlung mit Micronährstoffen ist es unbedingt erforderlich, die Bestimmung des oxidativen Status im Blut festzustellen. Dieser Test sagt aus, wie hoch die Belastung des Organismus mit Freien Radikalen ist. Gezielt werden dann verschiedene Mono- und Kombinationspräparate substituiert.

Unter ärztlicher Anleitung und Kontrolle sollten sie dann über einen längeren Zeitraum in hohen Dosierungen eingenommen werden.

Vorbeugen (Prophylaxe) soll akute Anfälle verhindern helfen!

Asthma ist eine Erkrankung, bei der eine Überempfindlichkeit der Luftwege und Entzündungsprozesse im Bereich der Atemwege vorliegen. Das führt zu einer Verengung der Bronchien und die Patienten können eingeatmete Luft nur schwer wieder ausatmen. Panik entsteht und man hat das Gefühl zu ersticken.

Diese höchst belastenden Vorgänge in den Luftwegen der Asthmatiker werden größtenteils durch die aggressiven Freien Radikalen verursacht. Bei chronischer Entartung werden verschiedene Anteile der Luftwege irreparabel geschädigt. Die Luftwege des

Erkrankten verengen sich. Die Luftnot steigert sich in den bekannten Asthmaanfall.

Zusätzlich kann man versuchen, die Entzündungsprozesse vom Körperinneren her zu vermindern. Denn bei den entzündlichen Veränderungen in den Luftwegen entstehen **Freie Radikale**.

Dem Asthmatiker sind die vielen Sprays bekannt, die ihm bisher geholfen haben. Ganz ohne Cortison – mit allen seinen unerwünschten Wirkungen – geht es nicht, vor allem nicht im Anfall. Eine begleitende vorbeugende Zufuhr spezieller Micronährstoffe wird den Einsatz von Cortison, bezogen auf die Menge und Häufigkeit, deutlich vermindern helfen.

Die antioxidative Medizin mit Substanzen, die der Körper naturgemäß aus der normalen Nahrung kennt, wie zum Beispiel Vitamin C oder Coenzym Q10, können Freie Radikale abfangen und unschädlich machen. Man bedient sich hierbei jedoch viel höherer Mengen von Vitaminen und Q10, als man sie durch unser normales Essen aufnehmen würde. Begründer dieser Therapie ist Linus Pauling. Micronährstoffe wie Vitamin und Spurenelemente sollen bei krankhaften Veränderungen im Körper die Funktion der einzelnen Körperzellen und des Immunsystems stabilisieren, wie ich bereits erklärt habe.

Zusätzlich scheint Coenzym Q10 die Energiemenge, die den Körperzellen zur Verfügung steht, zu verbessern, indem es die Mitochondrien, den „Motor“ jeder Körperzelle, schützt.

All diese Ansätze der **Orthomolekularen- und Mitochondrialen Medizin** können helfen, die entzündlichen Veränderungen in den Luftwegen bei der Asthma-Erkrankung günstig zu beeinflussen. Man kann dieses teilweise an der deutlichen Verbesserung der Lungenfunktion bemerken.

Jedoch gilt auch hier:

Die Prophylaxe ist das Entscheidende. Man sollte die Substanzen langfristig einnehmen und ähnlich wie die Sprays auch dann nicht absetzen, wenn man sich wieder wohlfühlt. Die Substanzen sollen dem Körper die Chance geben, sich von innen heraus auf natürliche Weise zu regenerieren. Die Veranlagung des Patienten zum Asthma bleibt lebenslang, aber mit guter Prophylaxe kann man gegen lebensbedrohliche Asthma-Anfälle wirksam vorbeugen.

Eine Patientin, die schon von Jugend an gesundheitliche Probleme mit Asthma hatte, kam in die Sprechstunden meines Kollegen Dr. Mang. In der letzten Zeit traten wieder vermehrt Atemprobleme auf. Jede erneute Verschlechterung ihrer Erkrankung – so wusste sie – beeinträchtigt nachhaltig die Lebensqualität. Daher konnte sie wochenlang ihrer Arbeit nicht nachgehen und war gezwungen, hochdosierte Cortisonpräparate mit vielen Nebenwirkungen einzunehmen, um Linderung zu erzielen. Weil sich diese mit Luftnot einhergehende Asthmaanfälle in letzter Zeit häuften, hatte sie Angst, bei einem solchen Anfall sterben zu müssen.

Auf ihrer Suche nach anderen therapeutischen Möglichkeiten als den bisherigen Cortison-Einnahmen kam sie auf Empfehlung einer ihrer Freundinnen in unsere Praxis. Mit einem Ausatmungsmessgerät hatte sie ihre Atemleistung regelmäßig kontrolliert. Dieses Gerät hatte sie zur Eigenkontrolle verordnet bekommen. Es ist ein kleiner, praktischer Messapparat, mit dem der Asthma-Patient durch schnelles Hinein-Pusten nachweisen kann, ob die Atmungswerte normal oder unter Umständen verändert sind.

Leider waren in den letzten Wochen die Ergebnisse immer schlechter geworden, und der Hausarzt hatte neben den Sprays doch wieder zusätzliche Cortisontabletten verschrieben. Die zunehmende Luftnot beunruhigte die Patientin sehr und sie berichtete Dr. Mang unter Tränen von ihren bisherigen, sehr langen Krankenhausaufenthalten, wenn sich ihr Asthma-Leiden verschlimmert hatte.

Dr. Mang erklärte ihr die biochemische Wirkung von Vitalstoffen und Vitaminen, vor allem von Coenzym Q10 und Vitamin C. Sie entschloss sich zu dieser gezielten hochdosierten Mikronährstoff-Therapie (täglich 400 mg hochreines Monopräparat Coenzym Q10, retardiertes Vitamin C ca. 8.000–10.000 mg und andere wichtige antioxidativ wirkende Substanzen). Sie hatte nur noch eine Hoffnung: Die fortschreitende Verschlechterung ihres Gesundheitszustandes aufhalten zu können, um langfristig eine ausreichende Atmung zu erzielen.

Bereits nach 14 Tagen – unser Gesundheits-Team war selbst überrascht – berichtete die Patientin, dass sich ihre Atemwerte erheblich verbessert hätten. Jetzt könne sie bei dem Messgerät den Zeiger bis zum Anschlag pusten. Sie war fest davon überzeugt, dass sie diese massive Verbesserung ihrer Atemleistung einzig und allein der zusätzlichen Einnahme der hochdosierten Vitalstoffe zu verdanken hatte. Sie war so erleichtert und glücklich über diese am eigenen Leib erfahrene Verbesserung ihres Gesundheitszustandes, dass sie seitdem eine dauerhafte Vorbeugung mit Nahrungsergänzungsstoffen durchführt. Als langjährige Asthma-Patientin hatte sie erkannt, dass eine konstante, vorbeugende Zufuhr von natürlichen Vitalstoffen den Heilungsverlaufverlauf positiv beeinflusst, Rückfälle vermindert und die Cortisonabhängigkeit auf ein Mindestmaß reduziert.

Den durchschlagenden Erfolg von Coenzym Q10 und Vitamin C bei solchen entzündlichen Atemwegserkrankungen wie Asthma oder chronischer Bronchitis erklärt sich aus der hohen antioxidativen Wirksamkeit dieser Substanzen.

Sinnvolle Unterstützung mit Micronährstoffen bei Sportunfällen

Für Prophylaxe und bei sportlichen Betätigungen:

Sport, körperliche und geistige Belastungen erhöhen deutlich den Verbrauch an Micronährstoffen. Auch durch starkes Schwitzen werden vermehrt Micronährstoffe ausgeschieden. Daher sollten zur körperlichen und geistigen Leistungsfähigkeit antioxidativ wirksame Micronährstoffe in passender Zusammensetzung und Dosierung als Prophylaxe eingenommen werden. Viele Jahre waren vergangen, unser Neffe Gaston war wieder in seiner Heimat, in seinen geliebten Bergen. Diese Gegend bietet mancherlei Möglichkeiten, die Freizeit mit vielen, oft waghalsigen Sportarten auszufüllen.

Es war Sommer 1998, als er an einem Sonntag bei einer Wildwasserfahrt schwer verunglückte und sich dabei einen offenen Trümmerbruch des linken Armes im Ellenbogen-Gelenk zuzog. Da er Linkshänder ist, war das für ihn sehr tragisch. Es dauerte fast vier Stunden, bis er aus der Einöde in ein Krankenhaus eingeliefert wurde. Glücklicherweise verfügt die Unfallchirurgie dieses Hauses wegen der vielen Skiverletzungen über große Erfahrungen bei solchen Brüchen. Die Prognose der behandelnden Ärzte war niederschmetternd. Die Röntgenbilder ergaben einen derart komplizierten Bruch, dass zu 95 % eine Versteifung des Gelenks zurückbleiben würde. Wie der Chefarzt versicherte, würde eine mögliche Infektion der offenen Wunde den Heilungsprozess wesentlich verschlechtern. In seiner grenzenlosen Not rief mich Gaston sofort an und erzählte mir von seinem Schicksal, denn er sollte zwei Tage später operiert werden.

Seit seiner Kindheit betreibt Gaston alle möglichen Sportarten. Deshalb – wie bei Sportlern leider üblich – ereignen sich dabei die unterschiedlichsten Verletzungen. Um sein immunologisches Abwehrsystem zu stabilisieren, nimmt er seit mehreren Jahren verschiedene geeignete antioxidativ wirkende Micronährstoffe ein. Im Vergleich zu seinen anderen sportlichen Freunden fühlte er sich dank dieser Vitalstoffe, die er prophylaktisch einnahm, immer etwas gesunder und leistungsfähiger als die anderen. Obgleich er den Sport nur in der Freizeit ausüben konnte.

Obgleich der Chefarzt in Bezug auf die Beweglichkeit in diesem wichtigen Gelenk Gaston wenig Hoffnung machte, war die Operation dennoch unausweichlich. Um das Risiko der Operation, besonders durch die offene verschmutzte Wunde, so gering wie möglich zu halten, empfahl ich ihm, die tägliche Einnahme von Micronährstoffen wie folgt zu erhöhen:

- 800 mg Coenzym Q10 in Form eines Monopräparates
- retardiertes Vitamin C 15.000 mg
- hefefreies Selen 360 µg
- eine ergänzende bilanzierte Diät für das Herz wegen der langen Narkose

Die schmerzlindernde Wirkung von Vitamin C, seine Beschleunigung der Wundheilung bei Knochen-, Sehnen- und Muskelverletzungen, die Förderung der Rekonvaleszenz nach Operationen, die Verminderung von operationsbedingten Schwellungszuständen und die Verbesserung der Narbenbildung ist heute unwiderlegbar.

So werden heute in der Schmerztherapie, besonders aber auch in der Tumortherapie und bei vielen anderen schweren Erkrankungen, Vitamin C-Infusionen von 15 bis 60 g verabreicht.

Die mehrstündige Operation von Gaston verlief gut, mehrere Schrauben konnten die Knochentrümmer festigen, das Ärzteteam war zufrieden. Jedoch wurde dem Erkrankten nochmals erklärt, dass mit hoher Wahrscheinlichkeit eine Teilversteifung des Gelenkes in Beugestellung zurückbleiben würde, so dass er mit der linken Hand den Kopf nicht mehr berühren könne.

Gaston ließ sich nicht entmutigen und schluckte auch nach der Operation seine hochdosierten Micronährstoffe. Wie erhofft, stellte sich ein rascher Heilungsprozess ein. Schmerzen und eine sonst übliche Schwellung des Gewebes im Operationsgebiet waren kaum vorhanden. Bei den täglichen Visiten äußerten die Ärzte immer wieder ihr Erstaunen über den unerwartet harmonischen Heilungsverlauf. Obgleich sie täglich Knochenbrüche mit Schrauben und Nägeln versorgen würden, hätten sie einen derart günstigen Verlauf noch nie gesehen. Gaston benötigte keine schmerzstillenden Medikamente und konnte das Krankenhaus vier Tage nach der Operation bereits verlassen. Zu Hause befolgte er gewissenhaft das ihm angeratene Programm für leichte Bewegungsübungen, um seinen kranken Arm zu kräftigen.

Bei den wöchentlichen Untersuchungen in der unfallchirurgischen Abteilung nahm das Erstaunen der

Ärzte zu, weil Gaston nach sechs Wochen das Ellenbogengelenk so weit bewegen konnte, dass von einer bleibenden Versteifung nicht mehr die Rede war. Wir und sogar die behandelnden Ärzte waren einer Meinung: Diese unerwartet problemlose Heilung verdanken wir den hochdosierten antioxidativen Wirkstoffen aus der Natur.

Heute, nach zwei Jahren, bewegt und belastet der damals schwer verletzte Hobby-Sportler seinen linken Arm als wäre nie etwas gewesen. Damit er für weitere mögliche Unfälle bei seinen wilden Sportarten vorsorglich gerüstet ist, nimmt er täglich:

- 300 mg Coenzym Q10 in Form eines Monopräparates
- 5.000 mg retardiertes Vitamin C
- eine bilanzierte Diät

Tinnitus – Die Krankheit des trockenen Ohres –

Viele Patienten leiden an dieser sehr beeinträchtigenden Erkrankung mit ständigen Geräuschen im Ohr. Cholesterinablagerungen können die Versorgung der Kapillaren im Innenohr mit Sauerstoff und Nährstoffen behindern. Auch eine erhöhte Ausschüttung des Hormons Adrenalin, das winzige Blutgefäße verengt, kann zum Tinnitus führen. Bei Stresssituationen, besonders psychischer Art, verbunden mit unzureichender Durchblutung verstärken sich diese quälenden Geräusche. Sehr wichtig ist eine ausreichende Zufuhr von

Flüssigkeit, damit permanent eine bessere Blutzirkulation in den feinen Gefäßen des Ohres stattfinden kann.

Mehreren dieser „Tinnitus-Patienten“ habe ich hochdosierte antioxidativ wirkende Micronährstoffe empfohlen und in allen Fällen konnte damit eine Verminderung der lästigen Geräusche erreicht werden.

Einen Fall möchte ich Ihnen, liebe Leserinnen und liebe Leser, schildern.

Diesen Patienten betreute ich seit vielen Jahren ophthalmologisch. Vor ca. drei Jahren diagnostizierte ich eine beginnende leichte trockene Maculadegeneration und schlug ihm vor, eine begleitende Micronährstoff-Therapie zur Verhinderung des Fortschreitens der AMD durchzuführen. Bei dem informativen Gespräch über die verschiedenen Ursachen der AMD berichtete der Patient erstmalig, dass er seit einem Jahr zunehmend an lästigen Ohrgeräuschen leide und fragte, ob die Ursachen beider Erkrankungen identisch sei. Die Entstehung beider Erkrankungen wird durch einen jahrelangen Mangel an Micronährstoffen gefördert und verstärkt. Wegen dieser beidseitigen Tinnitus-Erkrankung hätten seit einem Jahr die HNO-Ärzte mit verschiedensten Medikamenten sicherlich ihr Bestes versucht. Der Patient sagte aber: „Nichts hat geholfen, im Gegenteil, die Geräusche werden jeden Monat schlimmer.“

Permanenter oxidativer Stress begünstigt und fördert die Entstehung des Tinnitus. Es bot sich an, die hochdosierten Micronährstoffe zur Therapie beider Erkrankungen – natürlich in Verbindung mit Sanierung seines Grundproblems: Abusus von Süßigkeiten, leckeren Speisen und seinem deutlichen Sklerose begünstigenden Übergewicht – einzusetzen. Er begann mit einer hochdosierten Einnahme von Coenzym Q10, Vitamin C, Selen und einer ergänzend bilanzierten Diät für das Immunsystem.

Nach einem Jahr Einnahme der hochdosierten Vitalstoffe teilte er mir mit, dass sich sein Tinnitus um 75 % reduziert hätte. Mit dieser Situation war er sehr zufrieden. Auch die Degeneration seiner Macula war zum Stillstand gekommen, sein Sehvermögen hatte in der Tat zugenommen. Der Patient war von dieser neuen Heilmethode so überzeugt, dass er diese auch weiterhin anwendet.

So bewahrten Micronährstoffe eine Patientin vor der psychosomatischen Klinik

Vor 1 1/2 Jahren veröffentlichte ich zum wiederholten Male Berichte über den sinnvollen Einsatz von Micronährstoffen. Eine Patientin las diese Berichte und vereinbarte einen Termin mit mir. Als erfolgreiche Unternehmerin befand sie sich seit Jahren im permanenten psychischen und physischen Stress. Als sie jünger war, hatte sie damit wenig Probleme. Doch in ihrem jetzigen Alter entstanden durch die Stoffwechselvorgänge der Wechseljahre Bluthochdruck, starke Schlafstörungen, Angstzustände und Abgeschlagenheit. Das setzte ihr derart zu, dass sie nicht mehr arbeitsfähig war und eine Vielzahl von Medikamenten – besonders

Psychopharmaka – einnahm. Ich erinnere mich noch genau an den Tag, als sie mich aufsuchte. Sie kam gerade aus einer neurologischen Praxis und erzählte ganz verstört über eine psychosomatische Klinik, die sie zur weiteren Therapie aufsuchen sollte. Denn ambulant wäre ihr nicht mehr zu helfen.

Ihr begleitender Ehemann sagte: „Was soll der ganze Unsinn, meine Frau ist doch nicht bekloppt! Sie ist nur überarbeitet durch die Belastungen in unserem Betrieb. Bei uns geht es rund um die Uhr. Können Sie meiner Frau helfen?"

Zusammen mit meinem Partner Dr. Mang stellten wir einen entsprechenden Therapieplan unter Berücksichtung ihrer damaligen Medikation auf und rieten ihr von einer Therapie in der psychosomatischen Klinik ab. Monat für Monat verbesserte sich ihr Zustand. Ihre früheren Medikamente – besonders die Psychopharmaka – wurden reduziert. Sie konnte in ihrem Betrieb wieder voll mitarbeiten.

Heute nach 1 1/2Jahren ist sie überglücklich, dass sie seinerzeit über diese neue Behandlungsmethode etwas gelesen und sich den Micronährstoffen anvertraut hatte.

Abschließend möchte ich Sie, verehrte Leserinnen und Leser, eindringlich darauf hinweisen, dass eine hochdosierte Micronährstoff-Therapie nur unter Kontrolle eines Mediziners durchgeführt werden sollte. Selbstmedikation birgt Gefahren. Bestimmte hochdosierte Vitalstoffe können die Wirkung eines anderen Medikamentes erhöhen, so dass besonders Patienten mit blutdrucksenkenden Medikamenten starken Blutdruckschwankungen unterworfen sind. Heute kann jeder Patient aus den benachbarten EU-Ländern hochdosierte Micronährstoffe bestellen und erhält diese auch ohne ärztliche Beratung zugesandt. Sicherlich werden bei Patienten, die solche Präparate nur prophylaktisch einnehmen, keine Probleme auftreten. Ich empfehle jedoch den Personen, die bereits Medikamente benötigen, sich an ein Gesundheitsinstitut zu wenden, das unter ärztlicher Leitung steht. Solche Einrichtungen gibt es seit ungefähr fünf Jahren in Deutschland. Hier werden Sie als Patient gut beraten und betreut.

Nachwort

Ich danke Ihnen, liebe Leserinnen und liebe Leser, dass Sie bis jetzt meinen Ausführungen gefolgt sind. Sie wissen nun, wie wichtig Therapien mit Micronährstoffen für ein dauerhaft gesundes Leben sind. Auch wenn viele Ärzte das nicht glauben wollen und mich zum Quacksalber abzustempeln versuchen. Meine erfolgreich behandelten Patienten reden aber deutlich eine andere Sprache. Und was kümmert es einen Baum, wenn man sich an ihm kratzt?

Für das Zustandekommen dieses Buches danke ich in erster Linie meiner lieben Frau Resi, die mich immer wieder anstachelte, meine Erlebnisse und medizinischen Erfahrungen zu Papier zu bringen. Ohne ihre unermüdliche, aufopfernde, intensive Pflege hätte man für mein Leben keinen Pfifferling mehr gegeben. Dann danke ich meinem Partner Dr. med. Christian Mang und den Kollegen Dr. med. Marion Brandl, Dr. med. Horst Wolcke sowie Dr. med. Ekkehard Bergmann. Sie folgten meinen Anregungen und integrieren die Micronährstoffe in ihren täglichen Praxisablauf. Wir alle sind von der Therapie mit Micronährstoffen zutiefst überzeugt.

Zusätzlich danke ich Frau Liane Schley für die Geduld bei den oft lästigen Schreibarbeiten. Außerdem Herrn Dipl.-Oec. Robert Spillmann, der die Arbeit bis zum Druck selbstlos betreute.

Literatur

K.H. Bässler, et. al. – Vitamin Lexikon, 2. Auflage, Fischer Verlag 1997

Burgerstein, – Handbuch Nährstoffe, 9. Auflage, Haug Verlag 2000

H. Dietl, M. Gesche – Herzaktive Nährstoffe, 2. Auflage, Spitta Verlag 1999

H. Dietl, O. Arend – Die Bedeutung von Micronährstoffen, Forum Medizin 1999

Linus Pauling – Das Vitamin Programm, Mosaik Verlag 1992

Dr. v. Maxen, Dr. Hoffbauer, A. Heeke – Kursbuch Medikamente und Wirkstoffe, Zabert Sandmann Verlag 2000

Dr. Michael Schmidt – Auszug Praxis Telegramm, Orthomolekulare Medizin Ausgabe 6/1998